追補版

副読本・

医療こころ学

昭和大学教授
中田　輝夫

株式会社 新興医学出版社

まえがき

　医療のあり方についての論議がなされるようになってから久しい。太平洋戦争が終わって既に50年以上を経過して国民の考え方も民主主義的な考え方が定着し，いろいろな面で権利意識の伸長がみられるようになった。医療の面でもそれは例外でなく，その受け手である患者・家族の側からのさまざまな批判もかなり強くなってきている。このような一般的な傾向を考えてみると，「なぜ『医学』があるのに『患者学』はないのか？」という声があることにもそれなりの理由があるものとしてうなずける。

　医療の提供側である医療者の倫理が大きくとりあげられるようになったこともこのような傾向の中では当然である。この倫理問題やインフォームド・コンセント，病名告知などを含めた「患者学」をどう教育するかという方法論は既にさまざまに試みられ，それを著した本も何冊かあり，その標題にもそれぞれの工夫があるようだ。その中でこの本は人の「こころ」を多角的に考えるという部分を加えたことから「医療こころ学」という標題としたが，本当は「医療心学」としたかった。しかし今日「心学」を「しんがく」と読むのは一般的とは言えないのでひらがな書きとした。

　「心学」とは江戸時代の学問の一つである。石田梅巌（いしだばいがん，1685〜1744）が始めたものでその本態は道徳講話であった。その対象は江戸，京都，大坂といった大都市にある大きな商家に住み込みで働く年少の奉公人たちであった。こういう人々は昼間は勤務があるが夕食後は就寝まで少し自由時間があったので，その時間帯に集合教育の形をとったのであった。しかしそういう階層の人々であり，道徳講話をまともに行ったら難しい上に昼間の労働の疲れでたちまち居眠りをしてしまう。そこで心学では極力ことばをやさしくし，時には落語や小ばなしを例えとして引いたりして関心を集めた。

心学は梅巌のあとにいろいろな後継者を出したが，その中の柴田鳩翁（しばたきゅうおう，1783～1839）は心学を熱心に推進した。彼は幼少時に商家の奉公の経験があり，成人してから講釈師（こうしゃくし，講談の演者）となった人だから話術にたけており，彼の「道話（どうわ）」は方々で評判が高かった。その口述筆記は「鳩翁道話」として今日でもその標題の本（東洋文庫 154）に集大成されている。これを読んでみるとその例話の引き方の巧みさ，間のとり方などすぐれた講演技法として高く評価されてよいものを見る。鳩翁の生きた時代は幕末とはいえなお封建制度が確立していた時期であったから，その説くところは封建体制への従順なあり方であり，今日では尊重されるべき個人の自由もともすれば否定されがちなところはあるが，しかし一方その自由が責任や義務の裏打ちのない勝手気ままさに流れている今日では一旦は考えてみるべき部分をもっている。その内容面の議論はともかくとして，理解されやすい形で説かれる道徳講話が「心学」であるとするならば，医療者の倫理という問題が単に講義だけのものでなく，医療の現場のいろいろな場面で実践として求められている現実を考えると，その「心学」の今日の医療現場への延長線があってよいことになる。この本はひとつにはそれを目指しているのである。
　心学は必要に応じて仏教でも儒教でも同じ方向にあるものは何でも片っ端からどん欲に取り入れた。「学」の字はついているものの体系立った学問の形はとっていない，「どん欲なごった煮」である。この本もまさにその「どん欲なごった煮」であり，これを味わって自分なりに消化し，自分のものとするのが読者の役目であることも江戸心学と全く同じである。
　また敢えて「副読本」と銘うったことにも意味がある。なぜ「副」の字をつけたかというと「教科書」に対して「副教科書」という用語がないからである。この本は実は昭和大学医療短期大学で「患者の心理」という項目を担当するにあたり，教材を作る必要から執筆したのであるが，もともと「教科書」などという大それたものを目指すつもりがないから敢えてそういう題としたのである。江戸心学がそうであったように，こ

の本は将来医療者を目指している学生さんが自宅で，あるいは寮でくつろいでいるときにちょっと時間をとって読んでもらいたいものなのである。マンガとちがうから一気に読みきる必要は全くない。毎日少しづつ，それも正規の授業や実習の体験で必要を感じた点からでよいのである。そうやって読んでもらった上で理論，理論で凝り固まった頭をすこしほぐして，決して頭デッカチで「こころ」を欠いた医療者，理論的なもののインプットだけで動く「ロボ・メディカル」にならないようにしてほしいと念願している。また知識欲，好奇心旺盛なら一般の方々にも読んでいただけると考える。

1998年初春のある日

著者しるす

目　次

第1部　こころの問題の基礎 ……………………………………………… 1

第1章　こころのカタチとうごき ……………………………………… 1
Ⅰ．カタチとハタラキ ……………………………………………… 1
Ⅱ．ハタラキを見る ………………………………………………… 3
Ⅲ．こころのカタチ ………………………………………………… 4
1. 1F＝意識 ……………………………………………………… 5
2. 2F＝知・情・意 ……………………………………………… 7
3. 3F＝人格 ……………………………………………………… 11
4. B1F＝無意識 ………………………………………………… 11
Ⅳ．こころのうごき ………………………………………………… 13
1. 人の行動の決定因子 ………………………………………… 13
2. 乗り越え術（心理機制）…………………………………… 16
3. 自罰・他罰・無罰 …………………………………………… 19
4. 葛藤 …………………………………………………………… 19
5. 適応 …………………………………………………………… 20
6. 学習 …………………………………………………………… 22
7. サイバネティックス ………………………………………… 23

第2章　人の性格とは …………………………………………………… 24
1. 性格とは何か ………………………………………………… 24
2. 性格の類型 …………………………………………………… 24
3. その他の類型 ………………………………………………… 30
4. 性格の形成 …………………………………………………… 30
5. 性格の偏りと多面性 ………………………………………… 32
6. 性格の変化 …………………………………………………… 32

第3章　こころとからだ ………………………………… 35
Ⅰ．こころとからだの関係の諸説 ………………………… 35
Ⅱ．自律神経系のしくみ …………………………………… 37
Ⅲ．ストレスという考え方 ………………………………… 39

第4章　こころへのアプローチ法 …………………… 44
Ⅰ．学問等のアプローチ …………………………………… 44
  1．生理解剖学的アプローチ …………………………… 44
  2．物理的アプローチ …………………………………… 45
  3．化学的アプローチ …………………………………… 46
  4．その他の領域からのアプローチ …………………… 48
Ⅱ．こころの診断と検査 …………………………………… 52
  1．精神医学の診断法 …………………………………… 52
  2．心理検査法 …………………………………………… 53
  3．評価尺度の利用 ……………………………………… 54

第5章　こころの発達 ………………………………… 57
Ⅰ．胎生期 …………………………………………………… 57
Ⅱ．乳児期 …………………………………………………… 58
Ⅲ．幼児期 …………………………………………………… 58
Ⅳ．学童期 …………………………………………………… 59
Ⅴ．思春期 …………………………………………………… 59
Ⅵ．青年期 …………………………………………………… 61
Ⅶ．壮年期 …………………………………………………… 61
Ⅷ．初老期 …………………………………………………… 62
Ⅸ．老年期 …………………………………………………… 62

第2部　ヤマイの理解のために······64

第1章　健康・不健康・病気······64
Ⅰ．健康・不健康という関係······64
Ⅱ．不健康状態のいろいろ······65
1．自覚症状がなく，検査値が基準範囲外にある場合······66
2．自覚症状はあっても，検査値が基準範囲内にある場合······68

第2章　こころの曇り，のち雨······70
Ⅰ．こころの不健康状態······70
1．不眠······71
2．その他のよく見られる症状······72
3．心気状態······77
Ⅱ．本格的な精神症状······80
1．意識の障害······81
2．狭義の精神症状······81
3．人格の障害······90
4．精神症状の見方······90
Ⅲ．精神不健康の分類とその要点······93
1．精神不健康状態······94
2．いわゆる「心身症」······94
3．神経症······95
4．精神障害······97

第3章　医療者・患者・家族······101
Ⅰ．患者と医療者の関係······101
1．転移の問題······101
Ⅱ．入院の意味······104
1．入院の要件······104
2．入院生活への反応······104

3. 入院後の態度の変化 ……………………………………… 107
Ⅲ. 疾患別による患者の心情特性 …………………………… 108
　　1. 内科・外科の患者 …………………………………………… 108
　　2. 泌尿器科・婦人科の患者 …………………………………… 110
　　3. 産科の患者 …………………………………………………… 110
　　4. 皮膚科・形成外科の患者 …………………………………… 110
　　5. 眼科の患者 …………………………………………………… 110
　　6. 耳鼻咽喉科の患者 …………………………………………… 110
　　7. 整形外科の患者 ……………………………………………… 110
　　8. 小児科の患者 ………………………………………………… 111
　　9. 装具装着の患者 ……………………………………………… 111
　10. 歯科の患者 …………………………………………………… 111
Ⅳ. 家族 …………………………………………………………… 111
　　1. 家族のさまざま ……………………………………………… 111
　　2. 家族と医療者 ………………………………………………… 112
　　3. 患者と家族 …………………………………………………… 112
　　4. 最後の味方としての家族 …………………………………… 113

第4章　ヤマイの歴史 …………………………………………… 115
Ⅰ. 古代 …………………………………………………………… 115
　　1. エヤミの発生 ………………………………………………… 115
　　2. ケガレの排除 ………………………………………………… 116
Ⅱ. 大陸からの影響 ……………………………………………… 120
Ⅲ. 伝染病の渡来と中世 ………………………………………… 121
Ⅳ. 近世 …………………………………………………………… 122
Ⅴ. 近代化の中で ………………………………………………… 123
Ⅵ. 明治から昭和，そして現代 ………………………………… 125

第3部　医療の現場で……128

第1章　こころの受け止め・はたらきかけ……128
Ｉ．面接……128
1. 自分の位置……128
2. 対話の進め方……130
3. 共感感情の表明……131
4. 言語外コミュニケーションの活用……132
5. その他……133

Ⅱ．はたらきかけ……134
1. 動機・動機づけ……134
2. 説得……136
3. 臨床への応用……137
4. 精神療法の原理とその応用……141

第2章　医療者とことば……148
Ｉ．「禁句」あるいは使わない方がよいことば……148
1. 禁止語……148
2. 非難・批判語……149

Ⅱ．不安を起こしやすい語……150
1. 医療者側の感想語・感嘆詞……150
2. 否定的な語……150

Ⅲ．医療者側では問題がないと考えている語……152
1. 精密検査……152
2. 「もしかすると」「気のせい」……152
3. 年のせい……153
4. 「異常」……154

Ⅳ．空回りする語……154
Ⅴ．患者・家族への説明のために……155
Ⅵ．「やる気にさせる」ことば……156

1. わずかのことでもほめる ……………………………… 156
2. 支持・肯定する ………………………………………… 157
3. 「前よりよい」という表現 …………………………… 157
4. 余裕をもたせる ………………………………………… 157

第3章　痛みをとらえる …………………………………… 159
Ⅰ．痛みの種類 …………………………………………… 159
1. 「説明のつく」痛み …………………………………… 159
2. 「説明のつかない」痛み ……………………………… 159
Ⅱ．痛みの耐性 …………………………………………… 161
1. 受容態勢の有無 ………………………………………… 161
2. 痛みと感情の動き ……………………………………… 162
3. 痛みと性格 ……………………………………………… 163
4. 痛みと家族的背景 ……………………………………… 164
Ⅲ．痛みのメカニズムとコントロール ………………… 164
Ⅳ．薬物によるコントロール …………………………… 166

第4章　患者とくすり ……………………………………… 168
Ⅰ．処方薬と売薬の差が意識されていない …………… 169
Ⅱ．くすりの強弱についての問題 ……………………… 170
Ⅲ．「安定剤」「睡眠薬」をめぐる問題点 ……………… 171
1. 「強い安定剤」と「弱い安定剤」 …………………… 171
2. 「安定剤」という用語の印象 ………………………… 172
3. 怖がられる「睡眠薬」・誤解されやすい「就寝前薬」… 173
Ⅳ．患者の判断による服薬の中断 ……………………… 174
1. まわりからの「雑音」による場合 …………………… 174
2. 風邪などによる場合 …………………………………… 174
Ⅴ．誤解される用法 ……………………………………… 174
Ⅵ．副作用の説明 ………………………………………… 175
Ⅶ．患者の「くすり」の表現 …………………………… 175

1.「赤い」くすりと「青い」くすり,「白い」くすり, 粉のくすり… 175
　　2. 中身が同じでも「ちがうくすり」………………………………………… 176
　Ⅷ. プラシボー（偽薬）効果 ………………………………………………… 177
　Ⅸ. 新聞報道と新薬 …………………………………………………………… 177
　Ⅹ. 漢方薬への認識 …………………………………………………………… 178

第5章　新しい医療技術の中で ……………………………………………… 179
　Ⅰ. インフォームド・コンセント ………………………………………… 179
　　1. その原則が確立されるまで ………………………………………… 179
　　2. IC で何が変わるのか ………………………………………………… 181
　　3. その問題点 …………………………………………………………… 183
　Ⅱ. ガン等の病名告知の問題 ……………………………………………… 184
　　1. 告知の原則 …………………………………………………………… 185
　　2. 告知の条件 …………………………………………………………… 186
　　3. 告知の段階 …………………………………………………………… 187
　　4. 告知後の「受け皿」 ………………………………………………… 187
　Ⅲ. QOL（Ouality of Life, 生活の質）………………………………… 188
　Ⅳ. ナース・コメディカルの立場 ………………………………………… 189
　　1. 患者からの情報摂取 ………………………………………………… 190
　　2. 患者の理解の促進への協力 ………………………………………… 190
　Ⅴ. 脳死・臓器移植の問題 ………………………………………………… 191
　　1. 脳死の問題 …………………………………………………………… 192
　　2. 臓器移植の問題 ……………………………………………………… 193

第6章　死を迎える人に ……………………………………………………… 196
　Ⅰ. 死への態度 ………………………………………………………………… 196
　　1. 他律的な態度 ………………………………………………………… 196
　　2. 自律的態度 …………………………………………………………… 197
　　3. 中間的態度 …………………………………………………………… 197
　Ⅱ. 死生観の歴史 ……………………………………………………………… 197

Ⅲ．「どう死ぬか」に達する道すじ……………………………………198
　1．否認の段階……………………………………………………199
　2．怒りの段階……………………………………………………199
　3．取引の段階……………………………………………………200
　4．抑うつの段階…………………………………………………201
　5．受容の段階……………………………………………………201
Ⅳ．患者側の意思表明……………………………………………………202
　1．リビング・ウィル……………………………………………202
　2．アドバンス・ディレクティブ………………………………202
Ⅴ．緩和ケア・チームの役割……………………………………………203

第7章　医療者自身のメンタルヘルス……………………………204
Ⅰ．医療者の精神不健康の実情…………………………………………204
Ⅱ．世代差の問題…………………………………………………………205
　1．生まれ育った時代の問題……………………………………205
　2．世代間の意見の差……………………………………………207
Ⅲ．メンタルヘルスの意味………………………………………………210
Ⅳ．ストレス克服の4つのR……………………………………………211
　1．REST（休養）………………………………………………211
　2．RELAX（くつろぎ）………………………………………212
　3．REFLEX（反省）…………………………………………216
　4．RECONSTRUCT（再構築）……………………………217

追　補…………………………………………………………………219

第1章　適応………………………………………………………………219
Ⅰ．適応のしくみ…………………………………………………………219
Ⅱ．適応の決定因子………………………………………………………222
　1．環境側の問題…………………………………………………222
　2．個人側の問題…………………………………………………222

Ⅲ．「エラビ」と「アワセ」……………………………………………223
　Ⅳ．発達と適応……………………………………………………………224
　　1．幼児期―学童期……………………………………………………224
　　2．思春期―青年前期…………………………………………………224
　　3．青年後期・結婚生活への適応……………………………………225
　　4．青年後期・「子育て」への適応…………………………………226
　　5．壮年期・「育ちゆく子供」への適応……………………………226
　　6．壮年期・老親介護への適応………………………………………227
　　7．初老，老年期・「空の巣症候群」………………………………228

第2章　法規と行政・社会資源……………………………………………230
　Ⅰ．現行法規までのあゆみ………………………………………………230
　Ⅱ．関係法規………………………………………………………………232
　　1．障害者基本法………………………………………………………232
　　2．精神保健福祉法（精神保健及び精神障害者福祉に関する法律）……233
　Ⅲ．行政の仕組み…………………………………………………………234
　Ⅳ．社会資源（医療機関を除く）………………………………………235
　　1．諸相談窓口…………………………………………………………235
　　2．社会復帰のための諸施設…………………………………………235

あとがき………………………………………………………………………237

索　　引………………………………………………………………………239

第1部　こころの問題の基礎

第1章　こころのカタチとうごき

I. カタチとハタラキ

　どんなものにもカタチ（形態）あるいはツクリ（構造）とハタラキ（機能）がある。カタチとツクリはほぼ同じ意味なのでここでは「カタチ」で一括することにする。でカタチとハタラキは相互関係にある。あるカタチはあるハタラキを生み，逆にあるハタラキからカタチが決まることがある。例えば四つ足の獣で瞬間速力の最も速いものはチータである。このネコ科の動物は疾駆すると瞬間的に時速百キロを超えるというから，さすがの駿足ランナー，カール・ルイスも及ばない快足である。
　チータは他のネコ科の動物に比べて頭が小さく，また体全体が流線型になっている。このカタチがあるからそれだけの駿足が得られるのであり，またチータにそれだけの駿足の持ち主にするために，神様がそのようなカタチを与えたともいえるわけである。
　同様なことは人間の細胞についてもいえる。もともとは精子と卵子という半人前の細胞が合体して一つの細胞となり，その一つが二つに，二つが四つに…と落語の「ガマの油」の口上のように分裂を繰り返していき，全体では何十億とも知れない細胞のかたまりになっていったのが人間の体である。骨は体を支え，動きを与え，外からの衝撃に耐えるハタラキをしているから，それを構成する細胞は密なカタチをし，全体とし

てはおよそドンブリ一杯分の石灰を含んでいる。胃の粘膜を構成する細胞は，骨の細胞とは違って円柱型のカタチをしている。これがいくつも集まって「腺」という泉をかたちづくり，胃液を分泌するハタラキを担当する。このように場所によって細胞はカタチを変え，それなりのハタラキを持ち，それらのハタラキが統合されて生命の維持を行っているわけである。

　カタチは目に見えるが，ハタラキは直接目で見ることはできない。それは電気というものが直接目で見ることが出来ないのと同じである。しかし電気が流れるためにはその流路が必要となり，電線というカタチがそこに出来る。電線が這っているのを見て，人はそこに電気が通っていることを知る。電線がなくても自然界に発生した電気は雷鳴・稲妻というカタチで見ることができる。だからハタラキそのものは目に見えなくても，そのハタラキが造ったカタチは何らかの姿で見ることが出来る。

　人間に於いて「体」はカタチであるが，「こころ」はハタラキである。ハタラキである以上「こころ」も例外ではない。そのハタラキが生み出すカタチが必ずあるわけだが，そのことは次項以下でだんだんと述べることにしたい。

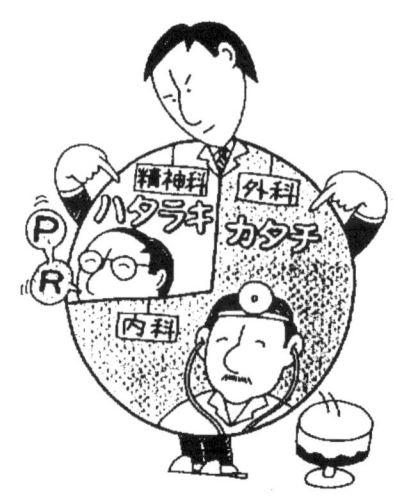

余　談　病気にもカタチの病気とハタラキの病気とがある。内科，外科など精神科以外の科であつかう病気はほとんどが前者であり，精神科はちょうどその逆となる。カタチの病気は目に見えるから，画像や数値の情報がハイテク診断器材によって豊富に提供され，診断の精度も以前より格段の差で上昇している。このことは進歩といえるのだが，反面そうした器械の操作で何でもできそうな錯覚を生み，おびただしい情報処理に時間をとられ，患者との接触の時間が犠牲にされる欠点がある。医師を養成する上でこのような欠点を是正させるためにも，目に見えないハタラキの疾患を主たる守備範囲にもつ精神科の素養が求められるようになってきているのが昨今の医学教育の現場である。

II. ハタラキを見る

　秋来ぬと　目にはさやかに　みえねども　風の音にぞ　驚かれぬる
という和歌がある。日本は昔から四季の変化に恵まれた国とされ，その季節感はさまざまな形で日本文化の中で表現されてきた。この歌などはその一つの典型的な例であろう。しかしこの歌の味わいを云々することはしばらく置くことにして，問題は「目にはさやかに見えない」のに秋が来たと知るという，そのことにある。見えないものもこの歌で言えば風の音でそれと知られる，という着眼である。

　人の「こころ」も目に見ることのできないものの一つである。それをどうやってとらえるか？これは誰もが経験的に知っているように，実はその人の「言動」というものがカギを握っている。「私はこれこれのように考えている」という言葉を聞けば，なるほどそうなのかと思う。だがいつもいつもそうストレートにその人の考えていることが表出されるとは限らないのが世の中である。実は逆であるかも知れない。とりわけ日本の社会では，いつもそうした「言葉のアヤ」がつきまとうから，なかなか油断はできないのであるが，これをストレートにとるにせよ，その裏を考えるにせよ，語られた言葉という材料が必要だということには

変わりはない。

またその言葉がストレートなものか, それとも「裏」なのかを判断する材料はその人の行動の仕方である。語られた言葉と行動が一致しないことは往々にしてあり得るが, そこには日本社会一流の「ホンネ」と「タテマエ」の使い分けがあったりするわけである。ここでいう「行動」の中には表情や, 何気ない感じの仕種, 更には衣装, 髪型といったものも含まれていると考えてよい。そうしたこまかい「行動」も一切ひっくるめての「言動」は, その人の考えを知る上での大事な手がかりとなる。

実は私達精神科医の, 少なくとも臨床医学の一つの科の専門家としての技量はどこにあるかと問われるならば, この点, すなわちその人の行動を観察することと, 話を聞くことにその一つがあるといっていいだろう。しかしどんなものにもそれなりの経験が必要であるわけで, この面接の技法もその例外ではない。しっかりとした指導を受けて十分な経験を積むならばその技法はかなりの程度まで習得できるものである。但しどのような意味であっても, プロとしてそれをやっていくにはそこに人間というものが好きだという前提がつくものであると言った方がよいように思う。具体的技法は別項で述べる。

III. こころのカタチ

「こころ」はハタラキなので目に見ることはできない。しかしそれでは不便なので, 仮にカタチがあるものとして考えてみようという試みは古くから行われてきた。とりわけ古代ギリシャの時代には, この方面への試みがよく行われていた。その中でプラトン（427 ～ 347BC）は「こころ」は理性, 情欲, 気概の三つから成るとした。これが基になって, 今日一般的には「知・情・意」という用語ができている。

余　談　プラトンの師ソクラテス（469 ～ 399BC）の研究課題は「魂」であった。この魂をギリシャ語でpsyche（プシュケ）という。この語がそ

の後心理学（psychology，サイコロジー）や精神医学（psychiatry，サイカイアトリー）といった語の語源になっている。プラトンの弟子アリストテレス（384〜322BC）は魂を動物的魂（栄養・生殖を担当する部分），植物的魂（感覚，欲望，自発的運動を担当），人間的魂（理性）の三つの部分に分けた。これは今日生理学的にわかっている大脳のハタラキとそれに関連する部分の関係によく似ている。

さて，「こころ」を例えるとすれば図1のような地上3階，地下1階建ての建物ということになる。以下1階からご案内することにしよう。

1. 1F＝意識

意識は「こころ」，すなわち人間の精神活動の基盤である。ここの階のハタラキが十分であることはきわめて大事なことで，ここがしっかりしていないと上の階のハタラキも十分でなくなる。

健康な大人が目を覚ましてあたりに気を配っていられる状態を「意識が清明の状態」という（ふつうにいう「正気」）。機械ならスイッチがオンになっている状態である。眠りとは生理的現象として意識が全く暗くなっている状態である。よく眠りについて「深い」「浅い」というモノサシが用いられているが，脳波で一晩の眠りを観察記録してみると，一晩の眠りは何回も浅くなったり深くなったりしているので，よく一般の人が考えているようにまるでプールの底を縦に切ったみたいに段々深く

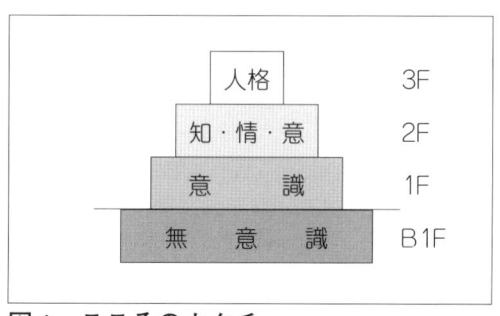

図1　こころのカタチ

なっていく，という形にはなっていないのである。

　眠りの深さは脳波に現れる波の形によって判定される。よく知られているように起きた状態で目をつぶると頭の後の方を中心に，アルファ波とよばれる10ヘルツ前後の波が現れる。眠りにつくと次第にこのアルファ波が消えていき，突然大きな波が現れたりするようになり，やがてアルファ波にくらべてずっと遅くて大きな波ばかりの状態になる。

　これがふつうはもっとも眠りが「深い」とされている状態であるが，その後に急に眠りが浅い状態のときと似た時期がくる。このときには閉じられた瞼の下で目玉が速く左右に動き，それと同時に足や手はぐったりとしているという変化が観察される。これは赤ん坊やペットの動物が眠っている状態でよくみられる。これはいわば脳は起きているが体の方は眠っている状態で，80％以上の確率ではっきりした夢を見ているといわれる。

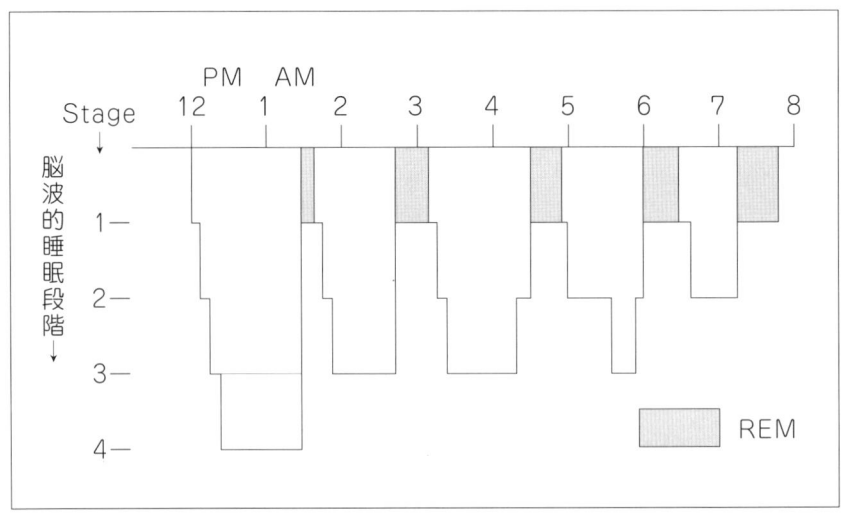

図2　終夜睡眠経過の模型図（大熊；臨床脳波学より引用，改訂）
　　縦軸は，脳波的睡眠段階。図の斜線部はREM睡眠期。REM期が約1時間半の周期で規則正しく出現すること，明け方に近づくにつれて周期が長くなり，NREM睡眠の深度がしだいに浅くなることなどを模式的にしめした。

この時期はヒトの場合大体1時間半位の間隔で現れ，明け方に向かうにつれてだんだんとその時間が延びていくという性質がある。速い眼球の運動（Rapid Eye Movement）が見られるという特徴から，この英語の頭文字をとってREM（レム）睡眠期（または逆接睡眠期）と呼ばれ，それ以外の時期をNREM（ノンレム）睡眠期と呼ぶ（図2）。

余 談 仮に一晩6時間の睡眠時間とすれば，その間に4回は夢を見る機会があるわけだから「一晩中夢ばかり見ていた」ということはあり得ない。大体記憶に残る夢は目が醒める直前あたりに見た夢である可能性が高く，その前のレム睡眠期に見た夢の記憶は消されてしまっていることが多い。ある説に従えば夢はこのハタラキによって役に立たなくなった記憶を夢に出して消し去っているのだという。そうなると従来一般的に考えられているような「夢ばかり見ている眠りは浅く，健康に有害」というのは全くの誤りで，「昨夜は夢をよく見たからよく眠れた」というのが正しいことになる。

2.2 F＝知・情・意
① 「**知**」の面

ここのハタラキの第一のものは**知能**とよばれるものである。しかしこの知能という語は大きな誤解につきまとわれているようで，「あの人はものをよく知っているから知能が高い」という評価をされることがあるが，これは正しくない。沢山の知識をもっているというのは記憶，とくに記銘力と呼ばれるものに負うところが大きい。知能というハタラキはそれだけのものでなく，その知識を使いこなして与えられた課題を解決できるということであり，また判断を下すことも含まれている。知能指数という数値があるがこれは現在使用されている知能テストの範囲内で，という注釈がつくべきものなのである。現行の知能テストではまだ測定できない能力もあることはたしかであり，知能指数はその意味では身長・体重といった計測値と同列のものでしかない。ましてやその応用でもある偏差値が学校選択の基準に用いられ，人生での重要な決定がな

されるということは正しい使われ方とはいえないものである。

知覚は目・耳・鼻・舌・皮膚などにある末端の感覚器がキャッチした刺激が神経を通して脳に伝えられた段階で発生するハタラキで，心理学でも感覚心理学と知覚心理学では対象が異なる。

思考はパスカル（1623 〜 1662）が「人間は考える葦である」といい，デカルト（1596 〜 1650）が「我思う故に我あり」といったように，おそらくは人間だけに可能なハタラキと考えられている。考えるということにはスジミチが通ることが必要である。そのスジミチの通し方が論理でその初歩は高校での数学で教えられる。「AならばBである」という形式が命題というものの基本型であり，これに「BならばCである」ということが成り立つならば，「AならばCである」といえる（三段論法）。この程度の論理の展開は日常生活の中でも必要な場合が多い。

なお近頃は知覚で得た情報を思考で組み立て，自分なりの世界を作り上げたものを**認知**という用語で現すことがある。

記憶は原理的にはちょうどテープレコーダーと同じである。テープレコーダーには録音・保持・再生という三つのハタラキがあるが，記憶では録音とは呼ばずに「記銘」，再生とは呼ばずに「追想」と呼ぶ。

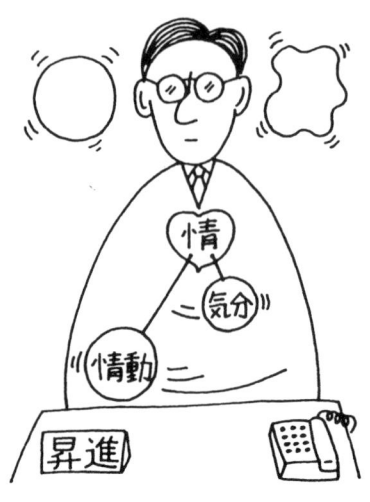

② 「情」の面
　「情」とは「感情」のことである。こころというハタラキの中で一番よく動く部分である。花を見て美しいと感じ，蛇を見ていやだなと感ずるのは勿論この感情のなせるわざではあるが，感情は自分にとって快適か，不快かをより分けるハタラキでもあるから，花なら摘んで帰ろう，蛇なら殺してしまおうという形で行動が起こる。ここまでも「感情」の範囲とすることもある。
　感情の動き方には2種類あって，小さく揺れ動く「小揺れ」を「**気分**」という。嬉しい，悲しいなどはこの「小揺れ」の方である。それに対して，一時的だが大きく動く「大揺れ」の方を「**情動**」と呼ぶ（一般的には，このような場合を「感動」と呼ぶことが多い）。
　不安というものも感情のひとつの動きである。不安は文字どおり「安全でない」，あるいは「安心できない」ということであるが，誰であれ明日の自分の運命について知っている人はいないし，どう努力しても知りようがない。よく考えてみれば人の世に，人間は必ず死ぬということ以外，何一つとして確実なものなどはないのである。いわば生きている限り逃れることのできない感情の動きといっても過言ではない。
　不安によく似ていてよく混同されるものに**恐怖**がある。不安がその対象を茫漠としたものとしているのに対して，恐怖には具体的な対象がある。その対象はいろいろで例えば大人でも無闇に犬を怖がる人がいる。その怖がり方は「生理的」と呼んだ方が似つかわしいような場合もある。こういう人が犬に出会ったときに起こる感情が「恐怖」である。

③ 「意」の面
　この面のハタラキとしては**意欲**がある。但しこれは複合語で**意志**と**欲動**から成っている。意志は欲動を統制するハタラキであるが，欲動の方は二つの欲求から成り立っている。一つは生命体としての人間が生きていく上で必要な欲求で，「生理的欲求」（または第1次欲求）と呼ばれ，食欲，排泄欲，睡眠欲，休息欲などがあり，もう一つは人間が社会生活をする上で必要な欲求で，「社会的欲求」と呼ばれ，金銭欲，帰属欲

（どこかの集団に属していたいという欲求）などがある。

マズローは欲求には段階があるとした。それは図3のように5段階から成っている。ある段階での欲求が満足されないと，その上の段階は当然満たされないことになる。満たされた段階を踏まえて次の段階の欲求が生ずるともいえる。

例えば阪神・淡路大震災のような大規模災害に見舞われて，家を失ったという状況を考えてみよう。災害直後は食物の確保すらおぼつかない。広域避難所にたどりつけば，何とか炊きだしのにぎり飯にありつける。漸くそれで人心地がついたという気持になれる（生理的欲求の段階）。しかし余震が続き，倒壊した自分の家に戻っても仕方がないから，しばらくは学校の体育館や公民館などの避難所暮らしを余儀なくされる（安全性の段階）。とりあえず自分自身が落ちついたところで，まだ消息の知れない家族や知人の安否が気になってくる（愛・帰属欲の段階）。時間がかかったにしても，とにかく皆無事でいたということがわかって安心できると，こんどは避難所暮らしでの不便さが気になってくる。何しろ自分のプライバシーが保ちきれない。周囲の避難者への気づかいもしなければならない。トイレは混雑し，夜もどこかの赤ん坊がしきりに夜泣きをして眠りが妨げられる。かといって苦情も言えない。やっと仮設住宅ができ，そこへ何とか引っ越せて避難所のときのような苦痛は解消

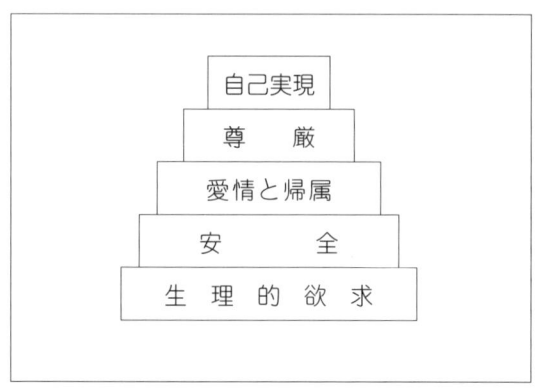

図3　欲求の段階

できたとはいうものの，時間が経つにつれそれでも本来の自分の家ではないからやはり不便な暮らしではあると感じるようになる（人間の尊厳の段階）…といったように，欲求の段階は上がっていくことになる。

　意志はときに自分の損になることも承知で，ある行動に駆り立てることがある。犠牲的精神とか，義侠心とかいわれているもので，その結果は古来から意志の強さの現れとして評価が高い。

3．3 F＝人格

　2 Fの知・情・意の3面を統合しているハタラキである。この場合の「人格」という語は，日常会話でいう「あの人は『人格』者だ」という場合の「人格」という語とは異なるものである。このハタラキで場面にふさわしい行動が選択されると考えられる。

4．B 1 F＝無意識

　この部分はS．フロイト（1856～1939）によって発見された。本人の気づかないこころの中の地下洞窟である。フロイトがこの世界を発見した動機について有名な逸話は，彼がまだオーストリーに居たころの

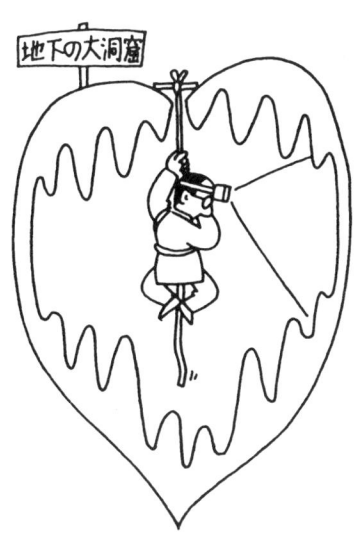

こと，たまたま国会の開会に当たって議長が宣言をする際に「開会」というべきところを「閉会」といってしまったのである。もちろんそれは単なる「言い違え」だったのだが，フロイトはこれを見逃さなかった。彼はこの言い違え事件を，当の国会議長氏が無意識の世界で「早くこんな面倒な会議が閉会してくれればよい」と考えていたことが，言い違えの形で出たのではないかと推論した。このことはちょうど多くの鍾乳洞が，好事家の発見した僅かの入口から探索されていったのと同様に地下洞窟発見のきっかけとなった。

人はこの地下洞窟を思い出したくない，忘れきりたい不快な体験のゴミ箱として利用している。ここへ押し込めて（抑圧）上から蓋をしている。蓋の閉め方が不完全だと，ときにはその不快な体験がゴミ箱から脱け出てきて，こころの中で暴れまわることになり，それがいろいろな症状として現れるとフロイトは説明した。そしてこの無意識の世界にあるものを目の前に引っ張り出してやることで，こころの中をスッキリさせるという治療法にたどりついた。それが精神分析と呼ばれる精神療法である。この説が提唱され始めた頃にはかなり異論もあり，論争のもととなったが，今日ではこの理論で説明されやすい部分はかなり広く使われている。

> **参　考**　「知」のハタラキの中に自我意識というハタラキがあることは一般にはあまり知られていない。ごく普通の人はアタリマエのことはアタリマエとして，それ以上深く立ち入ろうとはしない傾向があるため，このハタラキのことなどは凡そ無視されることになるのだが，このハタラキは要するに「自分のとらえ方」をいう。

まず「自分」という存在と「他人」という存在の間にはどこかに境界線が引かれているはずである。例えば自分がいて親，兄弟が一つの家庭で生活していたとしよう。そこに血縁関係にあるとはいっても生物学的に考えればそれは幾つかの「個体」が集団をなしていることになる。自

分と妹はその意味では別の「個体」であることになる。顔が似ているとか性格が似ているとかいっても妹を「自分」とすることはできない。すなわち「自分」というものには必ず限界があるわけで，これを「限界性」と呼ぶ。

次に自分が感じたり，行ったりしていることの主人公は自分自身であるという認識がある。きわめてアタリマエのことだが，その認識が確としているのが普通で，これを「能動性」と呼ぶ。

さらに時間的にたどった場合，生まれてものごころついて以来，自分はずっと「自分」として時間的に連続している（眠ったり，ひどく酒に酔っていた時間帯は別として）はずである。これを「同一性」と呼ぶ。

最後はこの瞬間，世界52億人の人間の中で「自分」は唯一人しかないはずである。「もう一人の自分が，しきりに落ちつけ，落ちつけと言っているのだが，試験場の張り詰めた空気の中では逆に焦りばかりが先立っていった」などと，試験場面の描写に書くことはあるけれども，それは「言葉のアヤ」というものであって，本気でそう感じたわけではあるまい。これを「単一性」と呼ぶ。

IV. こころのうごき

1. 人の行動の決定因子

人間の行動についてさまざまな角度から研究していこうという学問が近年盛んになってきており，それらは行動科学と総称される。このような学問が成立する以前から経験的事実としてある人がどのような人であるかという答えを見つけるのに，その人の行動の観察の結果が直接的なデータを与えてくれるということは多くの人の認識するところであり，そのことは前の方で既に述べた。

①**動　機**

人間が行動する場合には，多くの場合それなりの理由がある。その理

由のことを動機（または動因）と呼ぶ。そこに何らかの目的がある。最も単純な動機は空腹という動機である。空腹になるということは意欲の中の食欲が作動しているということである。何とかこの食欲を満たさなければならない。手近かに食物のストックの場所 —— 一番一般的なものは冷蔵庫であろうが —— があれば，そこまで行って扉を開けて食べ物を探すことになろう。もしそこに何もないということであれば，近間のコンビニにでも出掛けて…ということになろう。

　もう少し違った状況 —— 例えば友達から電話がかかってきた。出てみると，とにかく今困っているからすぐ来てくれという。状況は切迫しているらしい。このような電話を受けた場合，その電話を受けた側にはどのような行動が見られるであろうか。

　多分それはその友達との関係が，よほど親しい関係かそうでないかが大きな決定因子になるだろう。何をさておいてもすぐにもとんでいかなければならないような義理か借りがあるとか，あるいはこの際とんでいってやることでなにがしかの貸しが作れるという計算が成り立つとかいうことがあるならば，求めに応えることになるだろうし，それほどの親密な関係でなかったら何かを口実に今その求めに応じることはできないとすることになるだろう。この二つを分けるのは動機の強弱ということになる。

　原理的には人間の行動はそうした形で起こるものなのだが，実はそこに関係する因子はそう単純な場合ばかりとは限らないし，むしろかなり多数の因子がそこに介在して，条件がほぼ同様であっても結果は全く正反対ということもあり得る。だからどう計算しつくしたとしてもその結果を完全に予測しきることはできない。

②**感　情**
　動物実験で，十分に満腹した動物のそばに空腹の動物を連れてきて餌を与える。当然空腹の動物はガツガツと餌を食べる。そうするうちに満腹したはずの動物は，まるでつられたように餌を食べ始めたという結果がある。この結果は明らかに意欲以外の因子が満腹したはずの動物に作

動したことを示すものである。

　実は人を行動に駆り立てるのは意欲だけではない。「人間は感情の動物」とよく言われるように感情もまた大きく加担する。この原理を巧みに利用してかかったのが興隆期のドイツのナチス党であった。そのリーダーであったヒトラーは，その著書「わが闘争」の中で大衆を動員するには感情に訴えるのが一番であると説いている。そしてそれは彼の宣伝の右腕であったヨーゼフ・ゲッベルスによって忠実に実行された。ナチス党の大会は夜に行われた。夜の闇は個人の顔を判らなくする。そこへ大勢が松明（たいまつ）をかざして行進するといった演出を行えば，あまりナチスの思想に共鳴することのなかった人々も，何となくそれに加わっていかなければならない思いに駆られることになる。このようなアジテーションの技法はその後もいろいろな国で，いろいろな団体で利用されてきた。たぶんこれからも応用されていくにちがいない。

　余 談　現代のように食欲を満たすことについて不自由のない時代には考えられない事件が，太平洋戦争の終戦直後には起こった。その当時小平義雄という「殺人鬼」がいて，年頃の若い女性を十数人暴行の上殺害したという事件を起こした。犠牲となった女性達への口説き文句は食料を安く分けてくれる家があるからこれから一緒に行こうという，全く色気のない文句であった。その十数年後にも複数の若い女性の暴行殺人事件が起きたが，その犯人大久保清は白い車にルパシカを着込み，手には詩集をもって犠牲者を口説いたのである。同じような犯罪であるのに，犠牲者を口説いた文句の違いはどうであろう。それほど当時は食料事情が逼迫し，食料が手に入ると聞けば簡単に若い女性も口説けたのである。

　当時有名な歌舞伎役者・片岡仁左衛門一家が，同居人の座付狂言作者の息子によって惨殺されたのもまたこの頃であった。その原因は同居人に対して食料の供給量を減らすと通告したことであった。この犯人は使用人の老人や自分の実妹までも殺害していることから精神鑑定が行われたが，精神医学的に何の異常も見られず食料事情が苦しい時代でなけれ

ば起こらなかったであろうとされた。その意味ではまさしく「腹へり男は腹立ち男」ということわざを地でいった形となったのであるが，こうした事件背景を体験した世代も今日では次第に少なくなっているようだ。

2. 乗り越え術（心理機制）

　欲求は必ずしもいつも満足させられるわけではない。空腹になってきたからといって，すぐそばに食べ物がなければ，しばらくの間食べ物が手に入るまで，欲求は満足されないままにいなくてはならない。この状態が欲求不満と呼ばれる。この状態に長く置かれることは不快であるから，何らかの形でこの状態を乗り越えることが必要になる。その方法を心理学では心理機制（防衛機制）というのであるが，ここでは敢えて「乗り越え術」という呼び方をすることにしておく。このようなこころの動きはとくに教えられることはなくても自然と身についており，普段あまり意識されることなく誰でもがどの方法かを選んでやっていることなのである。

①代償・補償：ま，いいか…

　目的が果たせなかったときに，それに代わる目的に振り替えをすることをいう。入学試験で第1志望校に合格できなかったときに，第2志望校に合格したら，それで満足しておこうというようなことである。

②合理化：酸っぱいブドウ

　ここでいう「合理」というのは，いわば「理屈のひっつけ」という意味である。目的の達成ができなかったことを，むしろその方がよかったとして，そこに理屈をひっつけて納得するものである。イソップ物語にある「酸っぱいブドウ」という話がある。キツネがいくら手を伸ばしてもブドウが取れなかったことへ「いいんだ，いいんだ。あれは酸っぱいブドウなんだ」と自分で自分にいい聞かす場面がある。酸っぱいか甘いか，本当は取ってみなければ判らないのだが，それをそうやって自分で

自分に言い聞かせることで理屈のひっつけをやっているというわけである。

③反動形成：嫌いで結構，好かれちゃ迷惑
　②と似ている。思いがけなく目的が達成されない状態となって，実ははじめからそんな目的はもっていなかった，ということにしてしまうことをいう。昔の東京の下町の子供の間では子供なりに好きとか嫌いとかいう場面があった。相手から「好き」といわれたいと思っていたら，意に反して「嫌い！」という一言をくらうことになったとき，決まって「嫌いで結構，好かれちゃ迷惑」と言い返したものである。まさにそのように言い返すのがこの反動形成である。

④否認：うっそォ！
　これもまた多くの場合は予想に反して目的が果たせなかった場合にとられるもので，その結果を真っ向から否定する。「うっそォ！」と，よく近頃の女性がいうことがあるが（尤もそれは単なるアイヅチであることが多いのだが），たとえそれが事実であったとしても，素直には認めることはできないのである。

⑤投影：「憎いあいつ」ができるわけ
　本当は自分の方が相手に対して良くない感情を抱いていることに気づかず，相手の方が自分に対して良くない感情をもっているとするものである。潜水艦の装備にソナーといって音波を前方に投げかけ，それが先方の障害物に反射して戻ってくるのを捉えて，そこに障害物があることを察知する装置がある。原理的にはそれと同じである。

⑥抑圧：じっと我慢の子…
　目的が果たせなかったことに対する不快感を抑えこんでしまうことをいう。まさに「じっと我慢の子であった」というわけである。

⑦退行：幼児がえり

　一旦発達した段階から，それより低い段階に位置を落としてしまうことをいう。その典型的な例は下に弟妹のできた子供に見られる。それまでは家族の中の最も年少な存在として可愛がられてきた存在であったのに，下ができたために家族の関心の対象はそちらに向けられてしまう。子供は何とか自分への関心を取り戻そうとして，一旦は獲得したはずの排便のしつけも，獲得前の状態にしてしまったり，赤ん坊の言葉を使うようになったりする。

⑧取り入れ：ママゴトの教え

　自分の尊敬する相手の仕種などを取り入れて，自分の一部にしてしまうこと。師匠・弟子といった関係では起こりやすい。どんな世界でも上手な人の模倣から始まるが，これはまさに撮り入れそのものである。子供がママゴトなどで大人の真似をするのも全く同様である。相手との距離を縮めようとすることによると考えられる。

⑨同一化：ファンの心理

　自分の気に入っているものと自分とを同じものにしてしまうことで，スポーツでのファンやサポーターとひいきチームや選手との関係がこれである。

⑩逃避：自分だけの城

　うまくいかない現実を離れて，違う世界に逃げ込んでしまうことをいう。ときには逃げ込む先の世界を自分で構築してしまうこともある。ある種のマニアと呼ばれる人々はまさにこれである。

⑪昇華：甲子園の栄光

　「昇華」とは本来固体から液体への段階を省略して，いきなり気体になることの意味であるが，ここでいう「昇華」は社会的に容認された場で不満のエネルギーを燃焼させることをいう。限られた人々しか対象と

なれないが，夏の甲子園，冬の花園といわれる全国的なスポーツ大会での選手の活躍がこれに当たる。

こうした乗り越え術をどんな場面・状況下で展開するのかということには個人差があって一概にはいえない。ただその中には不適切と思われる選択もあり，そのような場合にはさまざまな問題が起こってくる。

3. 自罰・他罰・無罰
なおこの欲求不満の状態になったときに，その原因をどこに求めるかという傾向も一つの指標になる。

①**自罰傾向**…日本の社会ではこの傾向はむしろ歓迎されがちな点があるが，過剰になるとすべての不具合を自分に求め，責めたてるようになる。

②**他罰傾向**…常に他者の責任に転嫁し，自分が傷つかないように合理化してしまう傾向である。前項⑤の投影を「乗り越え術」として使うことが多い。

③**無罰傾向**…誰のせいでもないとする傾向であるから，結局「我慢」するしかない。すなわち「乗り越え術」では前項⑥の抑圧を使うことが多い。要するに我慢してしまうのである。

こうした傾向を知るための心理テストもあり，欲求不満度テスト（PFスタディ）と呼ばれている（54頁参照）。

4. 葛　藤
欲求が同時にあって，しかもその方向が違うときに葛藤が生まれる。この発想はフロイトのイド・スーパーエゴ（30頁）の関係で，イドからの強い突き上げとスーパーエゴの強い規制との間に挟まれた状態から

生まれたものである。
　レビン（1890〜1947）はこうした葛藤の生ずる場面を次の四つに分類した。

①**接近－接近葛藤**：欲しいものが二つ，しかも同じ程度に欲しいのだが，どちらか一方しか選べないという状況。ことわざでいえば「あちら立てればこちらが立たぬ」

②**接近－回避葛藤**：欲しいものといやなものが同じ程度にあり，欲しいものを得るにはいやなものもついてくるという状況。ことわざでいえば「虎穴に入らずんば虎子を得ず」

③**回避－回避葛藤**：いやなものが二つ，しかも同じ程度にあってどのみちいやなものを避けることができない状況。ことわざでいえば「前門の虎，後門の狼」

④**二重接近－回避葛藤**：二つのものがどちらも自分にとっての利点と欠点をもっていて，甲乙つけ難い状況。ことわざでいえば，「忠ならんと欲すれば孝ならず，孝ならんと欲すれば忠ならず」というところになろうか。

5. 適　応
　一つの環境のもついろいろな条件，たとえば水の中，海の底，陸の上でも高度が高い場所とか，極端に乾燥している場所や逆に湿地帯といった条件の下で生物が生命を保っていくには，その生物のカタチ・ツクリが適したものでなくてはならない。生物の進化は長い時間をかけてそうしてきた結果であることはいうまでもない。人間も生物である以上その例外ではなく，たとえば日本人の大人の血液の中には平均して$1mm^3$中に500万個の赤血球が含まれているが，1年間ほどヒマラヤ山中のチ

ベットやネパールの高地で生活しているとこれが700万個ぐらいに増える。これは高地では大気の酸素分圧が低いために，赤血球の数を増やさないと生きていけないからである。こうした変化は別に本人の努力を必要としないもので，「自然に」そうなるということから「自然適応」という。

ところが人の集団，職場や学校，施設，家庭といったところに新しくメンバーとして加入したということになった場合には，他の，既にメンバーとなっている人達と「うまくやっていく」必要が生まれてくる。この「うまくやっていくこと」が「適応」であるが，こちらの方は心理的適応とよばれ，この場合には本人の努力を大いに必要とするもので，心理学で適応といえばこの場合の適応を意味する。

人は社会にあって，こうした適応のための行動をとることになる。この行動は次の三つから成ると考えられる。

①自分の置かれた地位や位置づけをよくとらえようとする。

これは三つの中で割にはっきりしている。例えば職場では職位というものがあり，いわゆる平社員であるのか，中間管理職なのかはそれによってはっきりする。

②その環境の中で自分と関係の深い人達の性格，考え方，嗜好などを知ろうとする。職場や家庭の場合にはこれは重要である。転勤の内示を受けたサラリーマンは新任地でのこうした方面の情報を手に入れようと躍起となるものだし，結婚する相手の家庭に対して慎重な人は興信所の利用を試みたりするであろう。

③その環境自体の性質，たとえば何を目的とした集まりであるのか，何が全体にとっての問題なのかを知り，その中で自分に何が要求されているかを知ろうとする。

入院患者の場合にもこの適応の問題は関係がある。一つの病棟もまた社会であり，そこへ新規に入院してきた患者は二重の適応を要求される。

一つは医療スタッフに対して，もう一つは同じ病棟に入院している他の患者達に対してである。とくに「大部屋」の場合には他の患者との物理的距離は近いから，個室に入院した場合よりも後者の問題は大きいと考えなければならない。適応がうまくいかない（不適応）状態になれば，それはいろいろなトラブルのもとになることはいうまでもない。

6. 学　習

　心理学では何か新しい経験をもつことをすべて「学習」と呼ぶ。だからかなり下等動物も「学習」するのであって，机に向かってするものとは限らない。

　そもそも学習という行動に駆りたてるものがなくてはこれは成り立たない。そのおおもと（「動因」という）は不快を感ずることにある。これは下等動物にもみられることで，例えばゾウリムシのような単細胞の生物でも針でつついてやれば逃げる行動をとる。逃げ道を複雑にしておくと何回かの試みをした上で最も短い時間に逃げる方法にたどりつく。いわゆる「試行錯誤」がこれである。これを一旦覚えると，少し時間をおいて同じ刺激を与えればまちがいなくその覚えた方法をとるようになる。つまりこれで「学習」が成立したことになる。

　ところで条件反射という用語を聞くと，パブロフ（1849～1936）というロシア人生理学者の名前が，それこそ「反射」的に連想できる人は多いだろう。イヌに餌を与えるときにベルの音を同時に聞かせることを繰り返すうちに，ベルの音を聞いただけでイヌは唾液を出すようになる（実際にパブロフが行った実験ではイヌに色のついたカードを見せるということだったのだが）という現象が「条件反射」だということ，そしてそれが多くの動物に応用されて曲芸を演じさせていることなどとともに思い出されることだろう。

　この条件反射も学習の一つのパターンだといえる。パブロフの実験におけるイヌはいわば受け身の立場であるが，ネズミにレバーを押すと餌が与えられるという学習をさせるという，いわばもっと能動的な行動をとらせることができる。餌の与え方にいろいろ変化をつけて実験したの

がスキナーであった。この学習の方が長続きする（「強化」という）ことが彼の実験で確認されたのであった（レバーという道具を使うことから「道具的条件づけ」とよばれる）。これらの原理はその後になって「行動療法」という形で治療法に応用されていくことになった（145頁参照）。

7. サイバネティックス

通信技術の発達によって，情報が如何に伝えられるか，また如何にすれば効率的に伝えられるかといった問題に対処することが求められるようになった。そこから生まれた新しい理論が情報理論で，その手法の一つにサイバネティックスがある。

語源的にいえばギリシャ語の「舵手」を意味するこの用語の今日での意味は，通信とそのコントロールについての理論ということである。時間の経過によって一つのプロセスの流れを図で示すとわかりやすくなる（フロー・チャート）。もともとねらいは機械でも生物でもこの通信とそのコントロールにあるので，人間の行動もこの手法でわかりやすくなるという利点がある。

フィードバックという用語もこの理論からよく用いられるようになった用語である。ある流れの途中で，それまでの流れの結果を検討して次の流れを調節するということであるが，人間では例えばものを見つけて，それを腕を使ってつかみ取るという簡単な動作の一連の流れの中でも，腕についているハタラキがお互いに逆の関係にある筋肉の力がフィードバックによって調整されて楽にものをつかみ取るという動作が行えるようなしくみができている。こころのさまざまなメカニズムがからみあって一つの行動としてあらわれるということも，この手法によって明らかにされそうな部分がかなりあるようである。

⇨この章で併読・参考にするとよい本の紹介

医学のための行動科学，鈴木二郎編著，金芳堂刊，1992
〔コメント〕医学生向きに書かれた行動医学の解説書。

第2章 人の性格とは

1．性格とは何か
　いきなり他人から「お知りあいの○○さんはどんな方ですか？」という質問を受けた場合にどう答えるだろうか？多分その○○さんのこれまでのいろいろな場面での行動を重ね合わせて，その方向性や評価を答えることだろう。例えば○○さんがシルバーシートに座っているわけでもないのに，前にお年寄りが立つと必ず席を譲るという場面を何回か見たことがあるとしたら，○○さんは「親切な人」だということになる。
　これは全くの「正解」で，一般に性格とはその人の行動の方向の総和であり，感情・意志の現れ方の方向性でもある。ただ親子兄弟といった血縁関係の間で顔がよく似ていることがあるように，性格でもこうした血縁関係では似たところをもっていることがある。
　実は性格はリンゴのようなもので，シンの部分とまわりの果肉の部分に分かれている。シンの方は**気質**とよび，どちらかというと先天的で遺伝性があって，終生変わることが少ないという。これに対して果肉の方は**狭い意味での性格**で，こちらの方は反対に後天的で環境からの影響を受けやすいという。一卵性双生児についての研究で全く違う環境で育てられた結果は，かなり違ったものであったということがいわれているが，これは環境による影響が少なくないことを示している。
　性格は感情・意志の現れ方の方向性と述べたが，わが国の一卵性双生児の研究では表1のような傾向があったといわれている。

2．性格の類型
　「十人よれば気は十色」と昔からいい，人がそれぞれ違う性格をもっ

表1

	感情・意志のあらわれ	遺伝性	環境性
活動性	活発，精力的，もの静か，落ちつき	＋＋＋	－
気　分	朗らか，憂うつ，不機嫌，敏感，感情が変わりやすい	＋＋	＋
感情表現	怒りっぽい，同情心	＋	＋＋
意　志	粘り強い，ていねい，飽きっぽい，なげやり	＋	＋＋＋

表2　ガレノの体液説

類　　型	優勢な体液	気　分	特　　徴
多　血　質	血　　液	快	快活，感じやすい，移り気
胆　汁　質	胆　　汁	不　快	短気，怒りっぽい，精力的
粘　液　質	粘　　液	中　性	反応が遅い
黒胆汁質	黒　胆　汁	不　快	憂うつに傾き易い，感動的

ていることは経験的事実である。正しくいえば日本人が一億二千万人いるとすれば，性格もまた一億二千万通りある。しかしそれではあまりにも不便であるから，似たもの同士を集めて幾つかに分類しようという試みが昔からあった。

　古代ギリシャではガレノ（129～210）が人間の体液に着目した分類を提唱した。それはこの当時人間の体液は血液，粘液，胆汁，黒胆汁の4種あると信じられていて，その体液のどれが多いかによって性格が決定されるというもので，体液説という。今日の解剖・生理学の常識では勿論考えられないことであるが，この考え方はかなり近年まで西欧

社会では信じられてきた。その証拠の一つは「メランコリー」という語にある。「憂うつ」を意味するこの語の語源は，melanが黒，cholieが胆汁という意味から成り，体液説ではこの黒胆汁が多い人は憂うつになりやすいとしていたのである。

余　談　日本では十干十二支というものが信じられてきた。十干は中国の思想である陰陽五行説が基本にあり，今日でいえば元素に相当するものとして火，水，木，金，土の五つを設定し，その五つが兄（え）と弟（と）に分かれて十個となったもので，木の兄（キノエ），木の弟（キノト），火の兄（ヒノエ），火の弟（ヒノト）…と続く。これに一字づつの漢字，甲，乙，丙，丁…をあてる。これと十二の動物をなぞらえた十二支との組み合わせが年毎にきめられ，その年に生まれた人はそれぞれの性格特性があるとしたものである。それで「エト」という言葉ができ，それが次第に十二支そのもののことを指すようになった。だから同じ丑年といっても，その前につく十干で少しづつ違うとされる。ところで10と12の最小公倍数は60だから，十干十二支は60年周期でもとへ戻ってくることになる。それで61歳を「還暦」と呼ぶのである。今日でも方々の社寺で暦というものが売られ，その年の運勢が書かれていたり，各干支に属する人の性格が書かれていたりする。

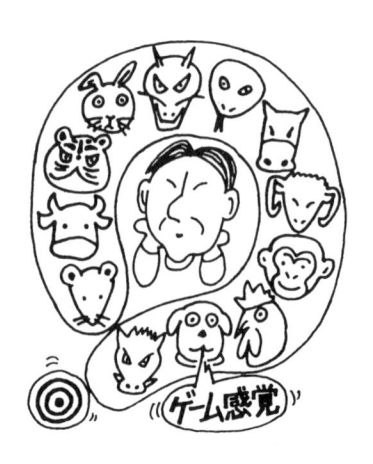

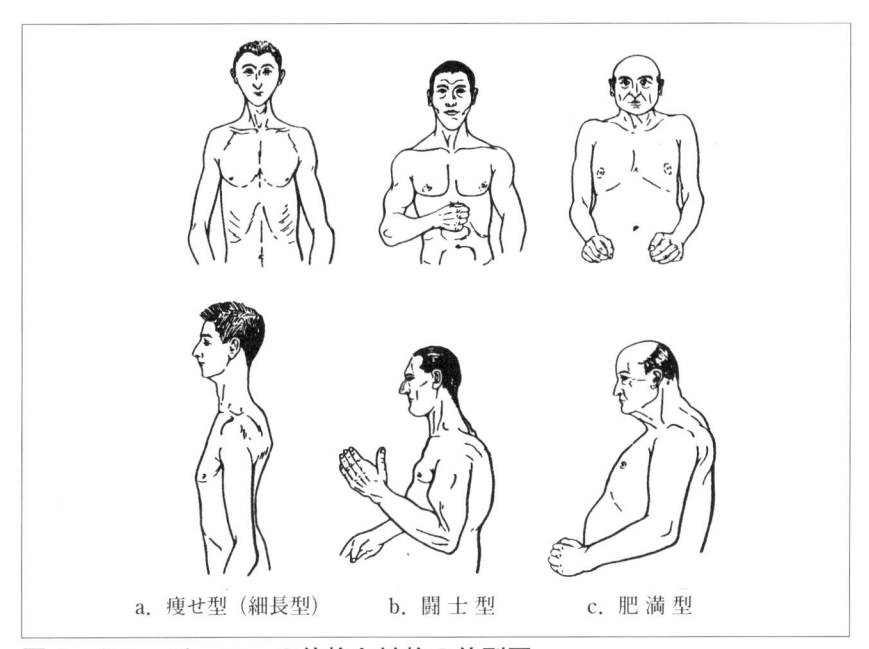

a. 痩せ型（細長型）　　b. 闘士型　　c. 肥満型

図4　クレッチュマーの体格と性格の体型図

　こうした性格分類の中で，1921年にE．クレッチュマー（1888～1964）が「体格と性格」という著書をあらわした。彼は体型と性格，とくに気質との間に相関関係があるとしたのであった（図4）。
　クレッチュマーはこの著書の中で以下のような特徴を記述した。

①分裂気質：
　精神分裂病にかかった人が，その病気になる前にもっていた性格特徴（病前性格）であって，人との間に垣根を作りたがり，生真面目，風変わりといった点がみられる。この気質と痩せ型，闘士型の体型とが関連しやすい。

②循環気質：
　躁うつ病の別名を循環病ということから，①と同様に躁うつ病の病前性格である人との親和性，社交性や活動性をその特徴とし，肥満型体型

表3

疾患	例数	肥満型	闘士型	細長型	発育不全型	特徴なし
精神分裂	5223	13.7%	16.9%	50.3%	10.9%	8.6%
躁うつ病	1361	64.6%	6.7%	19.2%	1.1%	8.4%
てんかん	1505	5.5%	28.9%	25.1%	29.5%	11.0%

とは密接な関係があるとした。

③てんかん気質：

　てんかんとの関連は①，②と同様で，いんぎんさ，もの堅さ，経済観念の高さなどを特徴とした。

　さらにウェストファールはかなりの数の精神疾患に罹患した人の，病気になる前の性格（病前性格）を調査してクレッチュマーの説を裏付けた（表3）。

余談・1　宮城音弥氏の「日本人の性格」（朝日新聞社刊）によれば，歴史上の人物の性格をこの3分類にあてはめると次のようになるという。
①分裂気質…………織田信長，山県有朋，吉田松陰，石川啄木
②循環気質…………武田信玄，菊地寛，与謝野晶子
③てんかん気質……二宮尊徳，斉藤茂吉
　また日本の各府県での「県民性」について，3分類のどれが多いかについての調査結果は以下のようであったという。
①分裂気質の多い府県：新潟，茨城，千葉，神奈川，岐阜，福井，鳥取，山口，熊本，福島，山形，岩手，宮城，青森，秋田
②循環気質の多い府県：東京，大阪，静岡，石川，三重，兵庫，香川，愛媛，大分，福岡，鹿児島
③てんかん気質の多い府県：富山，滋賀，奈良，和歌山，徳島，広島，島根，宮崎

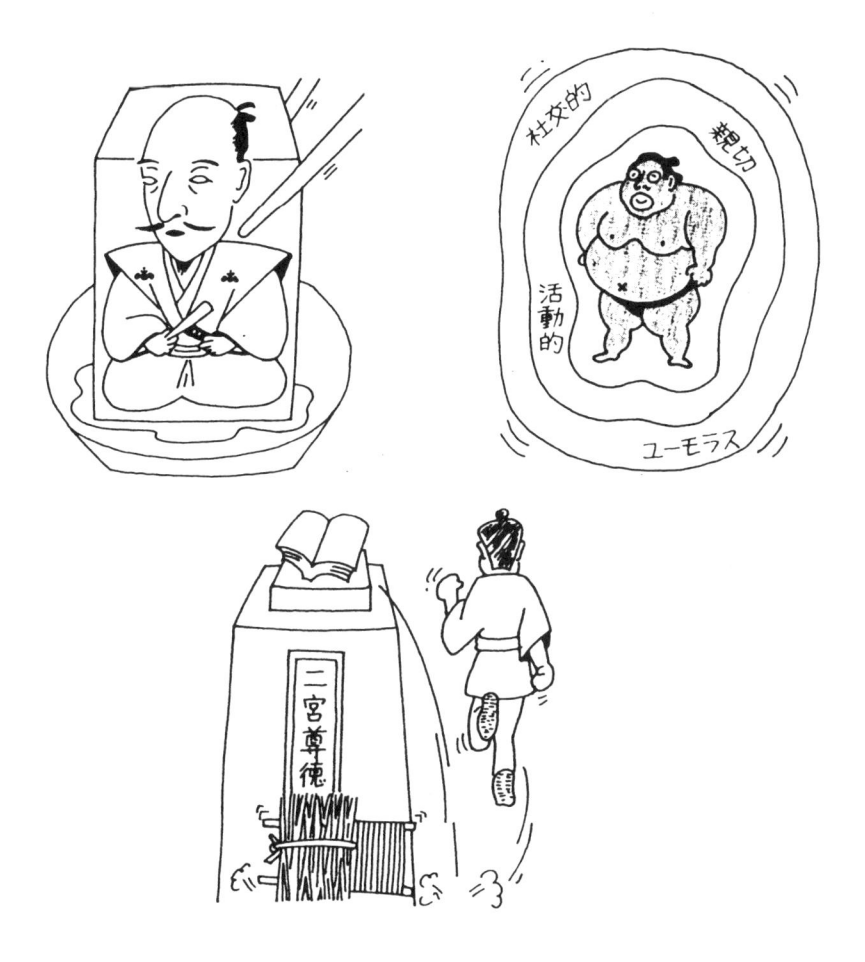

余 談・2 血液型による性格分類が一般に信じられているが，血液型を決定する因子と性格を決定する因子の関係は全くない。だからエトとあまり変わりはない。性格と血液型との関係の研究は20世紀初頭，我が国では陸軍軍医学校で研究された。当時は強い兵隊が待望される時代であったので，どの血液型の兵隊が強い兵隊になり得るのかという研究が必要であったのであるが，軍医学校での研究の結果はいずれも各血液型の間に相関関係はないというものばかりで，この問題は既にその時点で結論の出ていた問題であったのである。

3. その他の類型
①執着気質とメランコリー好発性格

　下田光造・元鳥取大学学長が本邦のうつ病の発病に縁が深いとした執着性格（熱中性，徹底的，強い義務責任感，律儀，率直などの特徴がある）や，内容的にはほぼ同じといえるテレンバッハのメランコリー好発性格がある。

②タイプＡ，タイプＣ

　いわゆる心身医学の領域から，特定の疾患と性格との関係が論じられた中での類型で，タイプＡとは循環器疾患，とくに心筋梗塞になりやすい性格で仕事熱心，現実的，小心ながら野心家，時間に追われるなどの特徴があるとされ，タイプＣはガンになりやすい性格で自分をいつも抑えかげんで，自己犠牲的，感情の表し方がうまくない（失感情症）などの特徴があるとされている。

4. 性格の形成

　人の性格がかたちづくられていくプロセスはどのようなものがという問題に対する一つの答えはフロイトの説である。

①イド：

　生まれてすぐの赤ん坊は，腹がへれば泣く，オムツが濡れれば泣く。親がそのとき何をしていようと，全く無関係である。その意味では全く本能そのままに生きることが許され，誰からも非難されることはない。この本能的なものをイドという。

②エゴ（自我）：

　しかしその後いつまでもそれが許されるわけではない。ある程度の年数が経てば「シツケ」という規制が加えられることになる。腹がへったからといってもその時刻にならなければ食事は与えられない。排泄も決まった場所ですることが要求されるようになる。イドを自分でコントロ

ールしなければならない。そのハタラキがエゴ（自我）である。

③スーパー・エゴ：
　エゴはちょうど土の中の種から芽を出した植物のようなもので，土の中の水分や太陽の光を受けて育てられる。土の中の水分や太陽の光に相当するものは親兄弟，保育園や学校の教師，先輩，親類の年長者などで，こうした周囲の人達からスーパー・エゴ（超自我）の注入を受けることになる。いわばスーパー・エゴはその人にとっての理想像なのである。幼少時にはよく「いい子はそんなことはしないのよ」とか，「いい子だからおつかいに行ってね」とかいうことばで働きかけを受けるが，このことばの中の「いい子」がまさにそれである。
　こうしてエゴがスーパー・エゴとバランスよく育っていけば，ごく普通の人になるが，もしスーパー・エゴが圧倒的に強くて，それに見合うエゴが育ちきらないという形のアンバランスが起こると，いつも何か不十分な感じばかりに襲われたり，むやみな完全主義に支配されたり，確固とした自信がもてないような性格になるという。

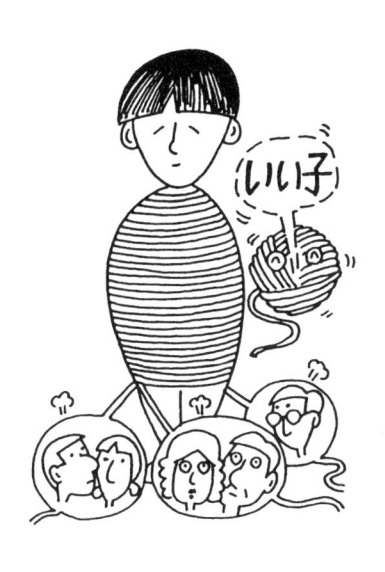

5. 性格の偏りと多面性

　性格は水に例えられる。山の水に味があるのは含まれているマジリケ（主としてミネラル）のためである。人間も全く同じで「味のある人」といわれる人がおり，それなりの評価を受けている。このマジリケが性格でいえば偏りにあたる。

　人間は誰にも長所と欠点がある。長所ばかりの人はいない代わりに欠点ばかりの人もいない。この長所となり，欠点となるものが性格の偏りである。マジリケがあまりに多すぎると飲用には適さなくなるのと同様，性格も偏りが強すぎるとときには対人関係の上で問題が起こるようになるというわけである。逆にマジリケが全くない蒸留水には味がないのと同様，偏りの全くない人は人間としての面白味がない。尤もそのような人はまずいないだろうが…。

　また人には本来いろいろな面がある。対人関係の中ではその人のある一面しか見えていないことが多い。いろいろな犯罪事件で容疑者とされた人について，交際のあった人から「まさかあの人がそんなことを…」というコメントが出されることがあるが，その「まさか」も実はその人の知られざる一面であったのである。そういう意味では人間は極めて「多面的」なものであるといえる。しかし「多重的」あるいは「多重人格」ということになると意味は全くちがってくる。このことは別項（87頁）で述べるが，決して混同してはならない。

　余　談　漱石の「坊ちゃん」で，「あの赤シャツが親切かと思えば下宿から自分を追い出す策略をしているというし，喧嘩相手の山嵐が生徒に人望があるという。清に言わせれば箱根山の向こうだから化け物が集まっているのかしら」いう意味のセリフを主人公が吐く場面があるが，まさにこれは人間の多面性を物語る場面である。

6. 性格の変化

　一般に性格そのものは終生変わらないというが，基本的な部分はそう変わらないとしても，他人から見て印象が違ってくるということはある。

脳自体に病気があるという稀な場合を除いて，一つは環境のせいである。ある立場，ある地位を得た人は本人が気付くと気付かざるとを問わず，その立場や地位によって「みかけの」性格が変わることは大いにあり得る。例えば中学や高校のクラス会といった場面で，彼らの若き時代を知っていたつもりの相手がその立場や地位にふさわしい立ち振る舞いをしていることを見かけることがある。役人として出世した彼が高級官僚にふさわしい尊大さを節々に見せていたり，女社長としてその力量を世に認められた彼女が，何となく寄りつき難い雰囲気と眼差しを見せていたり…といったことはざらにある。

　先程述べた環境の影響を受けやすい部分がこのような変化をもたらしたといえる。一時はフロイトの同志であったユング（1875～1961)は「ペルソナ」という考え方を示した。「ペルソナ」とは古代ギリシャの演劇で使われる「お面」のことである（この語がその後に「パーソナリティ」という英語の語源となった）。つまり人はその立場，職業等によって，それにふさわしい「お面」を被って演技をするようになるのだという。

　しかしその「お面」が素顔とあまり変わりなく，その「お面」と素顔の間に隙間があって多少とも空気の流通があればよいのだが，「お面」があまりに密着してしまうといつかは窒息してくるようになる。それはまるで徒然草の第五十三段にある，あの鼎（かなえ）を被ってとれなくなって大騒ぎした仁和寺の坊さんの話のようなものである。

　もう一つは高齢化によって脳の変化が起こった結果である。こうした高齢化による脳の変化は，一方では痴呆とよばれる後天的な知能の低下を招くことになるのだが，他方では「性格の尖鋭化」と呼ばれる変化を招くことがある。これは従来からの性格が他人から見てあまり歓迎したくない方向で，より研ぎ澄まされた形の現れ方をするようになることをいう。例えば「石橋を叩いても渡らない」から「石橋さん」とあだ名されるほど慎重な性格の人が，慎重が過ぎて疑い深くなり，自分のものを誰かに盗まれたというほど被害的になるといった変化をいう。

⇨この章で併読・参考にするとよい本の紹介
1. 新精神医学，新福尚武著，医学出版社刊，初版 1958
〔コメント〕鳥取大学，慈恵医大で教鞭をとった著者の教科書であるが，とくに性格の項がわかりやすく書かれている。本章の表1から表3は同書からの引用である。
2. 日本人の性格，宮城音弥著，朝日新聞社刊，初版 1969
〔コメント〕いわゆる県民性をクレッチュマーの気質3分類によって明らかにしている。その県の出身の有名人にも言及しており，判りやすい好著。
3.「県民性」交際術，千石涼太郎著，新企画社刊，1999
〔コメント〕「県民性」についての新しい角度からの解説。

余 談 「多重人格」については87頁に記したが，一人の人間の中に幾種類もの人格が出現するという考え方はあまり日本では見かけない。そのような形ではなく「魂が入れ代わる」という考え方が見られる。江戸時代に「伊勢や日向の物語」として流布された噺があり，これは伊勢（今の三重県）と日向（今の宮崎県）でほぼ同時に亡くなった人の魂が入れ替わってしまい，二人とも生き返ったものの，その後は過去の記憶など入れ替わったままに暮らしたという怪奇物語である。これを下敷きにした古典落語に「朝友」というのがあるが，今ではほとんど演じられることがない。

最近の若い世代の「多重人格待望論」の風潮は，多分現実の自分に失望し，短絡的に「違う自分になって，現実の自分では達成できないことを達成したい」と考える結果であろう。しかしどんなに努力したところでそのようなことは不可能である。もしそれが可能であるようなことを説き，安からぬ経済的負担の必要を求められる場面に出会ったら断固として拒否した方がよい。それは多分最近流行のカルト集団である可能性が高いからである。医療者になろうとする人がそうした「邪教」のとりこになってはならない。

第3章 こころとからだ

1. こころとからだの関係の諸説

　こころといい，からだといっても元来は一人の個人の中にある。もともとそれは別々にあるわけではない。これを別々に考えていこうとする考え方（「二元論」といわれる）は中世のヨーロッパでのデカルト（1596～1650）あたりの考え方の影響が大きい。「われ思う故にわれあり」という彼の言はあまりにも有名であるが，この言はデカルトの思想をそのまま表現したものであるとされる。彼はそれまで真理とされていたすべてのことを疑うことから始めた。はっきりとした答を導き出せる数学を彼は好んだが，その数学にさえも方法としては完全に信頼したわけではなかった。

　このように徹底的に疑うことから始められたデカルトの考え方では，精神・神・物体という三つのものだけが「実体」とされることになった。この三つの中では精神と物体だけが限りあるものであり，限りないものである神は別格のものとされたから，ここで精神と肉体とは彼の考え方に於いては分離されることになった。そのデカルトでさえ，実はこの二つの関係し合う接点は何と脳の松果腺と考えたのであった（この腺は実際に脳の中にあるが，今日の生理学的常識では性的な早熟を抑えるホルモンを分泌していると考えられ，10歳を過ぎれば次第にハタラキが衰えていく。デカルトの時代のその方面の生理学的知識のレベルからいえば，そのように考えるだけの根拠はあったのだろう）。

　一方一番初めに書いたように，からだはツクリでありこころはハタラキであって，こころは目に見ることのできないものという違いから，そ

の判りやすさという点でからだの方は既に小学校の理科の中で教えられるのにこころの方は高校を卒業するまできちんと教えられる機会をもたないという差が生まれた。こうした差が臨床医学の中でも精神医学という領域を特殊なものとする考え方に結びついているともいえる。CTスキャン，MRIなどと呼ばれる画像によるハイテク診断器材の進歩は，からだの病気の診断には大きな貢献をしたけれども，こころの病気にはそれほど貢献をしなかった。精神分裂病という精神病の中では最も患者数の多い病気の診断に当たって，こうしたハイテク診断器材ができたことは，脳にはっきりとした病変をもつ病気ではないということを証明するのに役立っただけであった。

そうした経過をたどってきた「こころ―からだ」の二元論がようやく正しい接点を見いだしたのはごく近年になってからである。1929年，キャノン（1871～1945）はその代表的著作「痛み，飢え，恐れと暴力による身体変化」を著した。彼は実験動物にネコを使い，ネコを檻にいれておいてその近くを犬にうろつかせた。ネコは当然犬に対して恐怖を覚えて攻撃的態度をとる。このときにからだにどのような変化がおこるのかについて研究したのであった。このような状況のときはアドレナリンというホルモンが関与していること，そしてそれが自律神経系のハタラキとも関係があることを明らかにしたのであった。

余 談 「こころ―からだ」関係（「心身相関」という）を立証したといえるのは，はっきりいってキャノンが初めてとはいえない。キャノンが生まれる50年も前の1822年6月にアメリカのミシガン州マキノ島の毛皮商会の店先で猟銃の暴発事件が起こり，猟師であったアレキシス・セント・マーチンという男の左脇腹に銃弾が当たり，胃に穴を開けるという事件が起こった。その治療に当たったのがその近くの陸軍基地の軍医・ボーモントで，一命をとりとめたマーチンの協力を得て胃に入った食物の消化のされ具合を直接観察したり，胃液を取り出して分析するという機会に恵まれることになった。ボーモントはその観察結果を基にして1833年「胃液の観察と実験ならびに消化生理」という論文を学会に発表することができた。

その中には感情の起伏が胃液の分泌に影響するという観察結果が述べられており，これはその後のパブロフや，クロード・ベルナール（体の内部も一つの環境と考える『内部環境説』を打ち立てた，1813～1878）らの学説に大きな影響を与えることになった。

II. 自律神経系のしくみ

人間の神経系にその人の意思が介在しない系統があることは，既に18世紀ごろから知られていたが，19世紀に入るとこれは植物神経と呼ばれるようになった。1905年にラングレーがこの神経系に初めて交感神経，副交感神経という名前を与えた。この二つの神経はハタラキが全く反対で，一対となって内臓のハタラキを調整している。やがてこの神経系は「自律神経」と呼ばれるようになった。「自律」とは今日のことばでいえば「オートマチック」ということになるのであるが，この神経のおおもとは脳の「視床下部」とよばれる部分にあり，これが感情の動きの影響を大きく受けるということは今日では常識となっている。

余　談　「交感神経」のもとの語は英語の sympathic nerve である。sympathy は同情，同感といった意味にあたる。「副交感…」の方は para-sympathic であるが，なぜ para- を「副」と訳したのかわからない。元来「副」の字は例えば会長に対する副会長といったように使われるもので，その場合には会長を補佐し会長が不在のときにはこれを代行するという意味をもっているはずである。ところが交感神経・副交感神経の関係は全くその作用が正反対である点が面白い。もっとも会長と副会長の性格が全く反対で，却ってそのためにうまくいくという会がないとはいえないが…。
　怒り，不安，恐怖といった感情の動きは交感神経を緊張させる方向にはたらき，笑い，安心といった感情の動きは副交感神経を緊張させる方向にはたらく。片方の緊張はもう一方のゆるみをまねくことになる。

ではどうしてこのような仕組みができたのであろうか？　動物が明らかに「敵」と認められる相手に出会ったとしたらどうするか？　相手との距離があれば，ひとまずスタコラサッサと逃げるに限る。昔から「三十六計逃ぐるにしかず」という。どのように作戦をたてようとしても，逃げるという方法が一番だというのである。しかし距離があまりにも近すぎたら，相手と闘って相手を倒す以外にはない。どちらにしても筋肉の最大限の活躍を頼りにしなくてはならない。

　その筋肉が十分なハタラキをするためのエネルギーとなるのは血液中の糖分（血糖）である。だから筋肉が最大限に活躍するためには多量の血糖を必要とする。副腎からアドレナリンが放出され，血糖値が上がる。その血糖を運搬するためには血管の中の圧力を高める必要がある。従って血圧は上がる。そのために心臓はいつもより余計に働く必要があるから，拍動の数（心拍数）は増加する。心臓がそれだけ働くためには酸素の要求が増えるから，呼吸も荒くなる。それだけ体内で総動員体制がとられているのだから，胃の中にある食物を消化する方にまわせる血液は少なくなり，胃液の分泌も抑えられる。

　人間が今からざっと百万年の昔，ようやく火を使うことをおぼえたかどうかといった原始時代には，そんな場面はざらにあったにちがいない。そんなときにハッとした瞬間にこれだけの体の中の変化が起こるのは，この自律神経のハタラキのおかげである。これだけのハタラキをいちいちやっていたのでは間に合わないのだから。

　今日まさか昼間の街角で，いきなり虎に出会うなどということは起こらない。しかし百万年ぐらいの時間では生物のからだのしくみを大きく変えることはできなかった。人類が文明というものを持ち，格闘したり必死に逃げることが日常ではまれになったとはいっても，怒り，不安，恐怖といった感情面での変化がくれば，虎に出会った原始人と同じ変化が瞬間的にあらわれるのである。

　それを職業とする人以外の人が格闘や逃走と縁がなくなっても，日常生活の中では怒りや不安，恐怖は原始時代とは違った相手に対して起こってくる。文明の発達は原始時代になかった食料の確保，自然災害から

の防衛といった手段をある程度までもたらしたが，その一方では原始時代にはなかった新しい材料を作りだした。大気汚染など一連の環境問題や，複雑化する人間関係などがそれである。ガルプレイス（経済学者，1908～）が言った「今日ほど不安に満ちた時代はない」という言はまさしくどんな時代にも通用する言である。むしろ交感神経を緊張させる場面は原始時代よりも遙かに多くなっているのではないかと思われる。

III. ストレスという考え方

　1929年のキャノンの論文に次いで，セリエ（1907～1982）が1936年，「種々な有害作用によって生ずる症状」として英国の科学雑誌「ネイチャー」に発表した論文が話題をまいた。これがその第1報となって，ストレス学説が展開されることになる。
　物理的，化学的，さらに心理的な原因から人体が影響を受けて，何らかの形で害を生ずる（侵襲が加えられる）と，人体はそれに対して防御体制をとる。ある程度までは抵抗できるが，それがいつまでも続くと疲れはて，消耗しきってしまうというプロセスが展開されていく。これらの原因となるものをストレッサーとよび，このプロセスをストレス反応

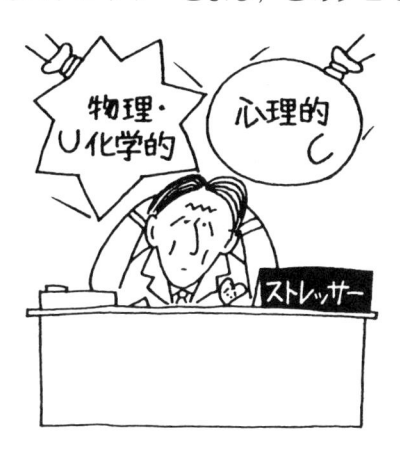

表4　勤労者のストレス点数（ストレス点数ランキング）

順位	ストレッサー	全平均	性別 男	性別 女
1	配偶者の死	83	83	82
2	会社の倒産	74	74	74
3	親族の死	73	71	78
4	離婚	72	72	72
5	夫婦の別居	67	67	69
6	会社を変わる	64	64	62
7	自分の病気や怪我	62	61	67
8	多忙による心身の疲労	62	61	67
9	300万円以上の借金	61	60	65
10	仕事上のミス	61	60	65
11	転職	61	61	61
12	単身赴任	60	60	60
13	左遷	60	60	59
14	家族の健康や行動の大きな変化	59	58	63
15	会社の建て直し	59	59	58
16	友人の死	59	58	63
17	会社が吸収合併される	59	59	58
18	収入の減少	58	58	57
19	人事異動	58	58	58
20	労働条件の大きな変化	55	54	56
21	配置転換	54	54	55
22	同僚との人間関係	53	52	57
23	法律的トラブル	52	52	51
24	300万円以下の借金	51	51	55
25	上司とのトラブル	51	51	50
26	抜擢に伴う配置転換	51	51	52
27	息子や娘が家を離れる	50	50	50
28	結婚	50	50	50
29	性的問題・障害	49	48	50
30	夫婦げんか	48	47	52
31	新しい家族が増える	47	46	52
32	睡眠習慣の大きな変化	47	47	50
33	同僚とのトラブル	47	45	54
34	引っ越し	47	46	50
35	住宅ローン	47	46	50

ストレス点数の求め方：結婚によるストレス度を50とし，これを基準に各ストレッサーに対して個人が感じるストレスの程度を0〜100の間で自己評価させた。各項目に対する平均値を求め，ストレス点数と仮称した。点数が高いほどストレス度が強い。

順位	ストレッサー	全平均	性別 男	性別 女
36	子供の受験勉強	46	44	53
37	妊娠	44	43	50
38	顧客との人間関係	44	44	47
39	仕事のペース，活動の減少	44	45	43
40	定年退職	44	44	42
41	部下とのトラブル	43	43	45
42	仕事に打ち込む	43	43	44
43	住宅環境の大きな変化	42	42	45
44	課員が減る	42	42	43
45	社会活動の大きな変化	42	41	43
46	職場のOA化	42	41	45
47	団欒する家族のメンバーの大きな変化	41	40	44
48	子供が新しい学校へ変わる	41	40	45
49	軽度の法律違反	41	40	43
50	同僚の昇進・昇格	40	41	37
51	技術革新の進歩	40	40	41
52	仕事のペース・活動の増加	40	41	39
53	自分の昇格・昇進	40	40	41
54	妻（夫）が仕事を辞める	40	35	61
55	職場関係者に仕事の予算がつかない	38	38	38
56	自己習慣の変化	38	37	42
57	個人的成功	38	37	40
58	妻（夫）が仕事をはじめる	38	38	37
59	食習慣の大きな変化	37	36	42
60	レクリエーションの減少	37	37	36
61	職場関係者の仕事の予算がつく	35	35	33
62	長期休暇	35	34	37
63	課員が増える	32	32	32
64	レクリエーションの増加	28	27	30
65	収入の増加	25	25	23
	●私が耐えられるストレスは	74	74	72
	●私の現在のストレスは	49	48	53
	サンプル数（人）	1630	1322	308

とよんだ。
　元来「ストレス」とは語源的には「ひずみ」を意味する。このプロセスはちょうど小学校の理科の実験で棒の上に錘を乗せるのによく似ている。すなわち，
1. まず棒の上に錘が乗せられる→棒は重さを感じて，ひずみを生ずる（警告期）
2. 棒自体の弾力で錘を少し押し返す（抵抗期）
　ここまでの段階は人体の場合次のような変化が起こっている。

ストレッサーが加えられる
↓
脳下垂体からACTH（向副腎皮質ホルモン，副腎皮質からホルモンを出すように指令するホルモン）が分泌される
↓
副腎皮質から2種のホルモンが分泌される

↙　　　　　↘
糖質コルチコイド　　アルドステロン
‖　　　　　　‖
糖分の代謝を促進する　ミネラル類を調節する
↓
エネルギー発生の促進
↓

3. 弾力が限界となり，少しづつ重みに耐えられなくなる（疲憊期）
4. ついに折れる（破綻期）
というかたちになる。
　ストレッサーになるものは物理的には気温，気圧，湿度，照度などがあり，化学的には空気の汚染，臭気などがある。しかし空調機の発達でこうしたものはごく一部の特殊な作業環境を除いて技術的に克服できたか，あるいは可能なところまできた。問題は心理的なもので，これにつ

いてはホームズらが約5000人を対象に行った「ストレス・マグニチュード」の表が有名で，日本語にも翻訳されていろいろな本に引用された。しかし，これは米国人のデータであり，文化背景の違う日本人にそのままあてはまらない点もあった。それで近年夏目誠氏らが日本人の勤労者1630人に対して行った調査結果を表4に示した。これはホームズらの調査と同じように，結婚というライフイベントを50と数え，それにさまざまなライフイベントを比較して算出したものである。

これは平均値であって，一つの目安にはなろうが個々のライフイベントの点数には個人差が大きいものと思われる。おそらくその個人差はその人の性格，価値観，生活信条，家族との関係，健康状況などさまざまな要素がからんでいると思われる。

余　談　「ストレス」という語はどうやら一般語として定着したように思う。患者さんへの説明のときに「神経のせい」とか，「気のせい」などという語を用いて誤解を受けるよりも，相手がどの程度の理解力をもっていたにしても，現代ではこの「ストレスのせい」という一言を使う方が説得力がある。

⇨この章で併読・参考にするとよい本の紹介
1. ストレス学入門，積極的生命観のすすめ，加藤正明・森岡清美編，有斐閣刊，1975
〔コメント〕少し前の刊行だが，ストレスに関してその学説の変せんから日常生活上のストレスまで，幅広く書かれた入門書。
2. 心身医学標準テキスト，久保千春編，医学書院刊，1997
〔コメント〕いわゆる心身医学の教科書として編さんされたもので，本章だけでなく他の章にもまたがる範囲の初学者むけの本。

第4章 こころへのアプローチ法

　遠くヒポクラテス時代から精神病は脳の病気であるという卓見があった。しかし脳のハタラキに対する生物学的アプローチは，ごく近代になってから始められた。おそらく中世のヨーロッパではキリスト教の影響が強く，ガリレイ（1564～1642）の宗教裁判（1613）に見られるように自然科学的研究が神の存在を否定するかのように考えられて禁圧されてきた事情が，この方面の立ち遅れをよんだのであろう。最近ではこの方面での新しい発見が大きな脚光を浴びるようになってきており，生物学的精神医学会が日本でも結成され，精神病理・心理学的なアプローチとは別の角度から盛んに行われている。

I. 学問等のアプローチ

1. 生理解剖学的アプローチ

　こころというハタラキが脳にあるとすれば，どこがどのようなハタラキをしているのかという疑問が当然わいてくる。この辺の問題が明らかにされたのはブローカ（1824～1880）が1861年，失語症の研究から運動性言語中枢（ことばを発するセンター）の位置を発見し，ウェルニッケ（1848～1905）が1874年，同じく失語症の研究から感覚性言語中枢（ことばを受け取るセンター）の位置を発見したことがはじまりといえる。つまり失語症という，ことばを発したり受け取ったりする器官（舌，声帯，耳，それらと脳を結ぶ専用の神経経路）には全く障害がなく，また知能の障害もないのにことばを発することができなかっ

り，ことばを理解することができない病気からそのセンターの位置がわかったというわけである。

このような考え方を脳局在論といい，のち大脳病理学，今日の神経心理学となっていった。ただ方法として生きた人間を対象とすることが困難な場合が多いので，大抵は実験動物が使われて，脳の特定の部分を破壊してどのような結果があらわれるかを観察したり，脳に電極を植えつけて刺激を与えてみるといったような実験による。この結果として大体の「地図」は描けるようにはなったけれども，まだ細かい点はわかっていないことも少なくない。例えばある建物が東京都大田区にあるということまではわかっても，それが何町なのかというところまでわかっているものはまだ少数派ということである。

2. 物理的アプローチ

生物の体内に電気活動がみられることは今日では常識である。アマゾンに棲む電気ウナギは体内に発電装置があり，それによって起こされた電力で模型の電車を走らせることができるということを実験してみせている水族館もあるくらいである。

生物が磁気を発しているという仮説が18世紀の終わりごろメスメル（1734～1815）によってうちたてられた。これが「動物磁気説」で，彼はこれを応用して患者を治療したといわれる（メスメリズム）。しかしこれはむしろ今日でいえば暗示療法的な効果であったらしく，その後この考え方はシャルコ（1835～1893）によって催眠という現象として説明されることになり，その流れが今日の精神分析療法に及んでいるとする学者もいる。

電気生理学という生理学の一部門が確立されるのに功績があったのはジュ・ボア・レイモン（1818～1896）で，これによって神経の中を興奮が伝わっていくメカニズムが次第に明らかにされていった。1920年代には心電図，脳波といった電気系の診断器材が登場してきた。とりわけ脳波は1929年にドイツのベルガー（1873～1941）によって初めて記録された。最近では事象関連電位といって脳波の解析についての

新しい手法が登場してきた。これは被検者にある課題を与えながら脳波を記録するもので，この課題を解決するために関係する脳の部位が活発化してくるのを記録し，その反応の開始時間などを分析するものである。

3. 化学的アプローチ

1930年代から神経の興奮の伝わり方について，化学物質の変化がその本態だとする説が有力になってきた。神経線維はところどころで鉄道のレールのような継ぎ目（シナプス）をもっており，さらにその終点は筋肉とつながっている。こうした継ぎ目をどうやって興奮が伝達されるかという問題について，アセチルコリンという物質が関係していることが次第に証明されていった。

こうした物質は神経伝達物質とよばれ，脳ではドーパミン，ノルアドレナリン，セロトニンという3種類の物質（モノアミン類）が関係しているらしいことが1950年代末期ごろには明らかにされてきた。たまたまこの時代にイソニアジドという結核の治療薬が開発されて誕生した。当時は結核にかかる人が多く，有効な薬剤の開発が待たれていた時代であったが，このイソニアジドが処方された結核の患者のゆううつな気分を解消する効果が認められた。そこで結核にかかっていないうつ病の患者に試しに処方してみると，うつ病が軽快することが判った。それでイソニアジドはむしろうつ病の治療薬として登場することとなった。

イソニアジドがなぜうつ病に効くのかという問題が研究されていくうちに，次のようなことが判ってきた。モノアミン類は中枢神経の継ぎ目の手前で合成され，それが継ぎ目の中に放出される。放出されたモノアミンは継ぎ目の中を泳ぎ渡って継ぎ目の対岸にある継ぎ手にとりつく。いわばモノアミンはここで「椅子とりゲーム」をするようなもので，いち速く対岸に達したものはそれで勤めを終わるが，モタモタして到達しそこなったモノアミンは再びもとの方へ戻ってきて（再吸収），リサイクルにまわされる。リサイクルの最初のプロセスは酵素のハタラキで酸化されることである。イソニアジドはその酸化する酵素に「待った」をかけるハタラキがあり（そのためモノアミン酸化酵素阻害剤

〔MonoAmine Oxdase Inhibiter，頭文字をとって MAO 阻害剤，MAO I〕とよばれるようになった），それによってモノアミンが減ることを防いでいるのであって，うつ病はモノアミンが減るために起こるのであろうということが判ってきた。

　イソニアジドは治療薬としてはスグレモノであったが，肝臓のハタラキを損ねたりする副作用が多く出ることが判ってきた。ちょうどその頃，イソニアジドとは全く別の系列になるイミプラミンという薬剤が開発されてきた。これがうつ病に有効ということがわかったので，うつ病治療の主役交代が起こった。このイミプラミンがなぜうつ病に効くのかということに当然関心が集まった。結果としてはイミプラミンはイソニアジドよりもっと手前の段階，すなわちモノアミンが再吸収されるのに「待った」をかけていることが判ったのであった（図5）。

　こうしてこの継ぎ目の問題が次々と明らかになっていった。同じモノアミンでも3種類は別々のハタラキをしており，セロトニンとノルアドレナリンが増えたり減ったりすることが睡眠，覚醒という現象に深く関係していること，うつ病にはとりわけセロトニンの量が関係し，精神分裂病にはドーパミンが関係しているらしいことなどが判ってきた。そしてセロトニンの再吸収だけを止める抗うつ薬（SSRI）が開発される

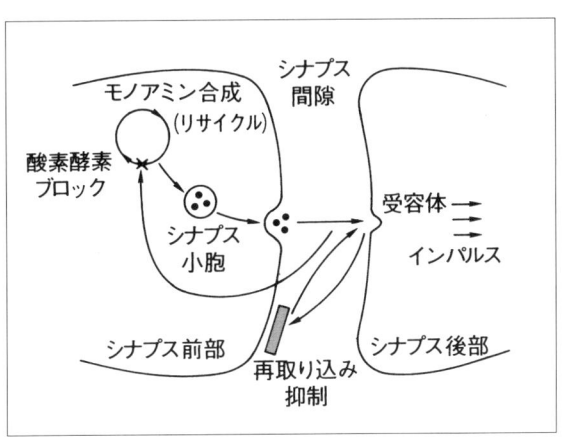

図5　抗うつ薬の作用機序

などの成果も上がってきた。たぶんこうした物質レベルからの説明でこうした精神の病気の本態もやがて明らかになるであろうとの希望がもてるほど，この方面のアプローチが盛んに行われている。

4. その他の領域からのアプローチ

①社会心理学

　社会心理学という学問は19世紀末から興ったもので，はじめはいわゆる群衆心理の研究が主であった。その後の発展によって今日では「集団の中の個人」の研究や，社会的な問題に関係のある個人の行動の研究がその対象となっている。

　現代の日本はこうした観点からすれば次第に犯罪は凶悪化，若年化の傾向が生まれ，その度に社会的に問題であることが叫ばれているが，ときとしてそれは法体系の不備が指摘され，姑息的な法律の改正だけで決着がつけられてきた。問題点の指摘まではできたとしても，その後の有効な対策がとられないままに次の大きな問題がすぐに発生して，その前の問題はあっさり忘れ去られてしまうというサイクルが続いている。そうした問題提起だけに終わることは多いけれども，今の時代の人のこころを知るという手がかりとしては有効な面をもっている。

②文化人類学

　人類についての総合学問である人類学の一文科で，生活様式の総称である文化を主な視点として考えていく学問である。日本人にとって最もよく知られているのはルース・ベネディクト（1885～1948）が太平洋戦争下でカリフォルニアの強制収容所に収容された日本人移民（いわゆる「一世」）を対象として，「菊と刀」という著書を出したことである。彼女は日本の文化を「恥の文化」とし，これに対して西欧の文化を「罪の文化」として対照させた。

　最近，文化人類学の中に「医療人類学」という新しい分野が開拓されつつある。これは「医療」という行為を一つの文化としてとらえていこうというもので，米国では1960年代からはじまり，1987年には東京

で第1回の医療人類学の国際シンポジウムが開催された。これまで「医療」といえばとかく医療人だけが関与しているような印象を与えてきたが、この医療人類学の誕生によって新しい視点からの医療の見方、考え方が提言される余地が作られたことになる。

③民俗学

民俗学は元来一般民衆の伝統的な信仰、俗信、風習、儀礼や社会経済生活、文芸などが対象とされている。日本の民俗学といえばほとんどの人が柳田国男（1875～1962）とその有名な著書「遠野物語」を連想するだろう。事実彼が1932年以来研究した日本の民俗学は古くから伝えられてきた日本人のこころを解き明かす有効な手段となった。

近代化の波によって各地の昔からの風習、信仰、儀礼などは年を追って希薄化してきている傾向があるが、それでも年に一度の祭りとなれば帰郷する若者が大勢参加し、祭りを盛り上げる風景がよく見られる。生まれ育った地域というものは、人の生い立ちに大きな影響をもつものであり、性格を形成する上でもその影響は無視できない。県民性（28頁参照）といわれるものもそうした風土的な影響のあらわれである。こうした立場からの見方も人のこころを理解する助けにはなる。とりわけ疾病観、疾病の予防・治療についての伝承的な風習は地域医療を展開する上で考慮を払うに値いするものが少なくなく、単に迷信・時代錯誤といった合理性だけで退けてしまっては健康知識の普及といった仕事がやりにくくなる場合もあると考えた方がよい。

④倫理学

「倫理」と「道徳」とは互いに人間の社会的行動の規範という共通項をもち、明確な区別はない。元来「人のあり方」としての意味をもつので、哲学や宗教とはつかず離れずの関係にあり、その歴史は古いものがある。

最近この領域で「バイオエシックス（Bioethics）」という分野が生まれてきた。これは進歩を続ける医学や生命科学に対して倫理学・哲学・

社会学の各方面から多角的に研究しようという方向で，1992年に国際バイオエシックス学会が開かれたことがそのはじまりとなった。医療職はヒポクラテスの昔から人の体に「侵襲」を加えるということから，倫理的側面がとくに強調されてきたのではあるが，近代科学の進歩がときに人体実験を行ったことへの批判から，こうした方向性が生まれてきた。これは後述するインフォームド・コンセントとも深く関係する問題である。

⑤宗　教

　こころの安心立命を本義とするのがあらゆる宗教である。しかし仏教が葬式仏教・観光仏教，神道やキリスト教が結婚式宗教などと批判されたりして，それら宗派の信者は別として一般日本人の間での宗教感覚はきわめて希薄なのが実情のようである。その分だけ既存宗教の説得力が減退したためにいろいろな新興宗教が生まれてきて，中にはさまざまな社会問題となったものさえ出るような状況となった。無論既存宗教の側でもそれなりの努力は払っているのであろうが，残念ながらはっきりとした形で日本社会の中ではそれが奏功しているとはいいきれない状況にある。

　キリスト教的風土が強い欧米にあっては，例えばターミナル・ケアの場面でも宗教者がそれなりに関与してきて，しかもそれが残された時間を心穏やかに過ごすことに役立っているようであるのだが，日本ではごく一部の例外を除いてそのような取組はほとんどみられない。ある意見からは「進んでいない」という批判も聞かれるが，仮にかなり悟った心境の末期患者が生前から是非仏教僧の来訪を希望したとしても，現実に叶えられるだろうか？たぶん「縁起でもない！」という家族の一言で退けられるに決まっている。僧侶が来るのは当人が死んでからのことであって，生きているうちに僧侶の来訪を受けることなど思いもよらないことと一般には考えられていて，そのような素地がないのである。

　だが宗教本来の使命から考えたら，そのような要請も決して退けられるべきではないと思う。かつては自分で自分の葬儀を考えたり，立案し

たりすることすら非常識とされていたが，昨今は生前葬を営んだり，葬儀の演出を事前に遺言することさえ行われるようになったのである。もしそれが本当に当人の安心感につながるものならば，自分の信ずる宗教者との対話が持たれる習慣ができても不思議はない。これからはそのような機会がもっと尊重されるべきであろう。もともと科学と宗教は相対峙する関係ではなく，むしろ補填関係にあるものなのだから。

　最近いわゆるターミナル・ケアに対して仏教の側からの一つのアプローチとして「ビハーラ」という施設が開設されている。1992年，新潟県長岡市の長岡西病院に開設された「ビハーラ病棟」がその初めであるが，新時代への試みとしての評価は高い。

　余　談　古典落語をここへ位置づけるにはあまりにも奇異な印象を受けることだろうが，それは古典落語というものへの著しい偏見があるからである。古典落語は17世紀ごろに成立した演芸で，一人の演者が複数の役を演じ分ける話芸は形式として世界にもまれな存在である。噺の最後にいわゆるオチがくるのが定型であるが，人情噺というオチのない型もある。これらの中で「人情」という用語がしきりに使われるが，これは「他人に対する情愛」という意味だけでなく，今日でいえば「人間の心理」という意味あいももっている。だから江戸時代から大正の初期あたりまでは落語は「浮世学問」といわれ，今日でいうなら「教養」に匹敵する意味をもっていた。その時代の若い人達は噺を通して人間とはどんなものなのか，どうあるべきなのか，社会（当時の言い方なら「世間」）とはどんなものなのかを学んだのである。

　今日古典落語を話芸としてきっちりと演じきれる噺家が減り，演じられる場所である寄席が少なくなって衰退の傾向にあるようであるが，一時代前の名人・上手といわれた噺家の所演は録音や映像の形で接することができる。笑いは人に余裕を与える。古典落語から生まれる笑いは今時のTVのお笑い番組のそれのように，冷笑，苦笑，失笑，嘲笑といった質の低いものではない。相手に対して心からの共感や同情を抱く笑いなどの質の高い笑いである。語られる時代が今日とは時代が大きく違うといっても，人

間の本質がそれほど違うものではない。この点について著者は既に2冊の著書を出しているのでその詳細はそれらに譲るが、こころにアプローチするという上では古典落語は無視できない。

⇨**この項で併読・参考にするとよい本の紹介**
　医の倫理・生命の倫理，生命・保健シリーズⅡ，勝目卓朗編，新興医学出版社，1991
　〔コメント〕杏林大学で教鞭をとる編者が医の倫理として学生に講義した際の教範。

II. こころの診断と検査

1. 精神医学の診断法
①理学的検査法
　これには次のようなものがあり、脳に器質性の疾患があるかどうかの判定に役立つ。この点は診断の上で極めて重要なポイントである。
　　a　画像診断…頭部の単純レントゲン検査，CTスキャン，MRIなど。
　　b　脳波………大脳表面の微小な電気的変動を記録する装置で、その変化は波の形で描かれる。その波の性状を分析する検査法である。脳に器質性の病変があるかどうか、あったとすればどの部位を特定するのに役立ち、またてんかんの診断には欠くことができない。
　　c　血液等の検査…身体疾患があってその直接・間接の影響によって精神病的な症状をみせるもの（症状精神病）の場合に、もともとの疾患の特定、あるいはその程度を知る上の手掛かりとなる。

②面接

　本人の話を聞き（問診），その行動を観察する（視診）を併せて面接という。画像や諸数値の情報だけで心因性疾患や内因性疾患の診断ができるほどのレベルには，現行の診断器材のレベルは達していないので，有力な情報源はこの方法に頼らざるを得ない。しかし本来医療というものは患者の話を聞き，それに耳を傾けることから始まるものであるからその意味では臨床各科の中で医療の原点をなお残しているのが精神科といえる。面接技法は精神科医にとってはかけがえのない武器であり，ときにはそれだけで治療の一部にもなり得るものであり，それは外科医のメスさばきや内科医の画像・数値の解読能力にも匹敵するものである。

③診断基準の利用

　各疾患についての診断基準も近頃よく用いられている。代表的なものはアメリカ精神医学会（略称 APA）が作成した DSM（「診断と統計のためのマニュアル」と和訳されている）の第4次改定版「DSM-IV」が代表的である。また ICD（国際疾病分類）の第 10 次改定版「ICD-10」もほぼ同じくらい用いられている。

2．心理検査法

　心理検査法は次のようなものがある。

①知能検査法… 1905 年，フランスのビネ（1857 〜 1911）が創始した知能の測定法で，これがアメリカのウェックスラーによって改良され，ウェックスラー・ベルビュー法となった。幼児用，児童用，成人用に分かれ，それぞれ言語性・動作性のいくつかのサブテストから成っていて，結果から知能指数が算出できる。

　　　　　　なお老年者の痴呆の程度の検査法として我が国の長谷川和夫氏によって考案された長谷川式痴呆診査スケールがある。

②性格検査法…質問紙法と投影法に分かれる（図6）。
　イ．質問紙法…検査用紙に質問が印刷されていて，それに対してハイ，イイエで答える形の検査法で，ミネソタ多面的人格検査法（略称MMPI）や矢田部・ギルフォード検査法（略称YG）などが代表的なものである。
　ロ．投影法…「乗り越え術」（16頁参照）の一つである投影というメカニズムを利用した方法で，代表的なものはインクの染みでできた無意味な図形を見せて何に見えるかを問うロールシャッハ・テストがある。その他絵画統覚検査（略称TAT）や文章完成法テスト（略称SCT），欲求不満場面でどのような処理方向をとるかを見る欲求不満度テスト（略称PFスタディ）などがある。
　ハ．精神作業能力検査…精神的な作業能力を検査するもので，代表的なものは連続的に1ケタの数字を加算していく内田・クレペリン検査法がある。この検査法はまた性格検査としての意味もある。
　　　これら検査法は臨床心理士が行い，結果の整理についてはそれなりの経験が要る。ただ一般の臨床検査法と異なり，検査者の主観が入り込む余地がある。検査はいくつかの検査法を組み合わせて行う（テスト・バッテリー）ことが多い。

3．評価尺度の利用

　最近は諸症状の程度を知るために評価尺度がよく利用される。数値化されているので症状の動きをとらえやすく，また統計的処理も可能になるという利点があり，現在百種類近くが実用化されている。評価者が治療者である場合（治療者評価式，代表的な例はうつ状態に対して用いられるHRS〔ハミルトンのうつ状態評価表〕）と，患者自身である場合（自己評価式，代表的な例はSDS〔Self-rating Depression Scale〕）とがある。数値化されているとはいっても評価者の主観が入ることは避け

られないので，臨床検査の数値と同列に置くわけにはいかないし，またその疾患にかかっているかどうかの，いわばリトマス試験紙的な検査法と考えるのは明らかに誤りである。

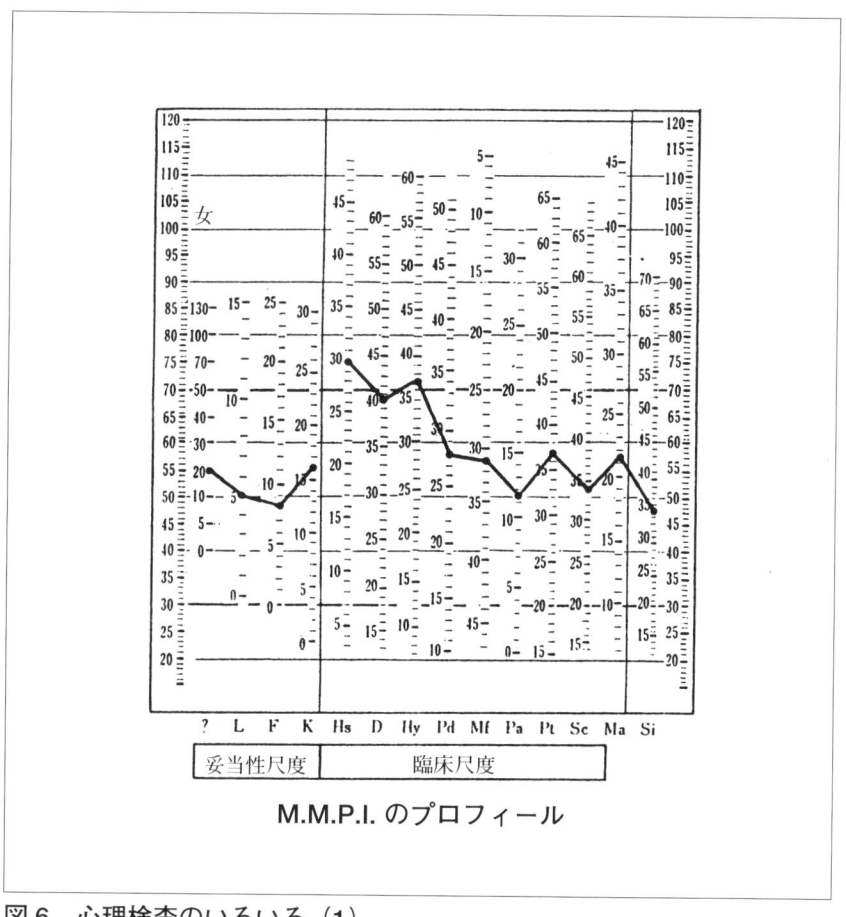

図6 心理検査のいろいろ（1）

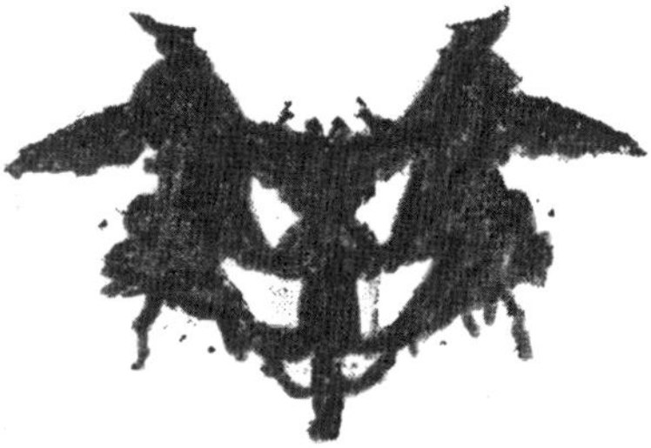

ロールシャッハ図版の一つ

7. 争い＿＿＿＿＿＿＿＿＿＿
＿＿＿＿＿＿＿＿＿＿＿＿＿
8. 私が知りたいことは＿＿＿
＿＿＿＿＿＿＿＿＿＿＿＿＿
9. 私の父＿＿＿＿＿＿＿＿＿
＿＿＿＿＿＿＿＿＿＿＿＿＿
10. 私がきらいなのは＿＿＿＿
＿＿＿＿＿＿＿＿＿＿＿＿＿

文章完成法テストの一部

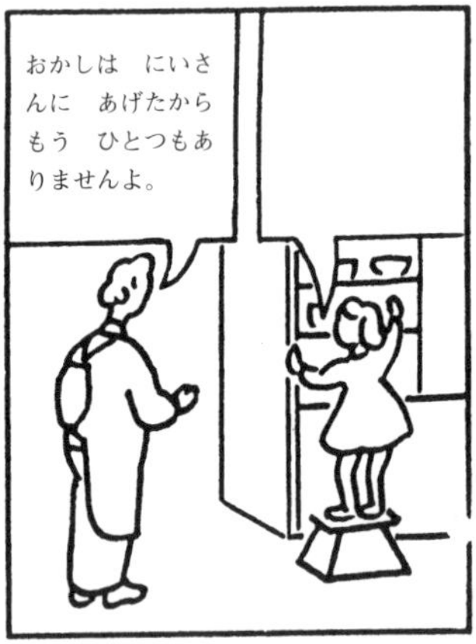

おかしは にいさんに あげたから もう ひとつも ありませんよ。

PFスタディの一部

レンシュウ
7₆9₃4₀6₉3₁8 6 7 5 9 8 5 6 3
3 8 5 9 8 7 6 5 4 9 6 8 3 7
8 7 4 9 8 4 7 3 8 5 9 8 5 6
4 7 8 6 5 3 9 5 8 4 5 6 7 9
8 3 5 9 4 8 7 5 3 8 4 5 8 7

内田クレペリン連続加算テスト

図6　心理検査のいろいろ（2）

第5章 こころの発達

　人の一生は発達の連続であるという説もある。個々の能力だけをとらえて考えれば，次第に発達していく時期と，それが頂点に達して横ばいになる時期，それが衰えていく時期があるわけだが，各能力のこうしたサイクルにはズレがあるので，総合すると全体としては老年に達してもなお発達していることになるというのである。
　人はその一生を通じて精神保健とは縁が切れないものである。各段階でのその模様を，以下発達段階の順に考えていこう。

I. 胎生期

　母親の体内に小さな生命が宿ったときから，実は精神保健が始まる。生命を宿した母体が平穏な環境の中で暮らしていけることが最も望ましいのであるが，現実には必ずしもそのようにいかない場合もある。妊娠初期，とくに3カ月頃はまだ胎児の形も不安定であり，母体へのさまざまな影響を受けやすく，次のものはとくにその原因となり易い。
　1. 外力
　2. 感染症
　3. 物質による中毒
　4. 放射線
　5. 心理的な要因
　こうした要因から母体を保護するのが「母性保健」であり，産婦人科医や保健所によって「母親教室」が開かれるのはその具体的施策である。

II. 乳児期

この時期は母親と子供は一体で、これを「共生関係」という。人間の赤ん坊くらい何も自分ではできない存在はないとさえいわれ、母親の全面的な介護を必要としている。従って親の不在、不和、不適切な養育態度などのような要因がこの関係維持の妨げになる。

III. 幼児期

赤ん坊は「絶対の帝王」と呼ばれる。自分の都合がすべて優先されるからである。空腹になれば泣く、おしめが汚れて不快になれば泣く。母親がそのとき何をしているかなど、全く考慮されることはない。本能のゆくままに行動しても何ら非難されることはなく、すべてが容認される。その意味ではまさに「絶対の帝王」にふさわしい。しかし、その帝王でいられる時代はせいぜい生後1年までで、乳児改め「幼児」となると、次第にシツケという形での行動への規制が始められる。

このシツケは初めて加えられる規制だから、多くの場合はそれに対して不満をもつ。その不満を晴らすために無意識のうちに爪を嚙んだり、指をしゃぶったりする行動がみられることがある。これはそうした不満の無意識のうちの解消策である。

さて、そのシツケはまず排泄行動から始まる。排泄欲が生じてきたら教えなさいといわれる。教えずに漏らしてしまえば叱られる。うまく教えれば褒められる。その違いはすぐ理解されるから普通の発達を遂げている限りだんだんとうまくできるようになっていく。そして後始末もできるようになる。この辺がうまく進まないと遺尿、夜尿という現象となる。

この年代で下に弟妹ができると、母親の関心はそちらに向いてしまうようになる。今まで完全に独占できた母の愛情を奪われたことになる。そこで無意識のうちに、こちらへ関心を向けさせようとして、今までで

きたはずの行動ができなくなってしまう。「退行」という乗り越え術が使われる。遺尿，夜尿などはこうしたことからも起こる可能性が高い。

IV．学童期

　保育園，幼稚園へ通うようになると，生活は一変する。今までは大人達とのつきあいが人間関係の中で多かった。多少とも家族の中での大人は，つきあい方に手加減がある。しかし保育園や幼稚園では皆自分とほぼ同等か，少し上の存在で手加減というものは期待できない。そこで初めて闘う相手を知る。味方と敵の識別もできるようになる。あるモノサシでの自分と他人との力量の差も判るようになってくる。

　昔はこのような子供の集団（同じ町内に住むインフォーマルなグループ）の中にも秩序があった。年長のリーダーがいて，全体を統率して秩序を維持している。もしそこでのルールに違反をすれば制裁が加えられる。こうしたことを通じてルールの存在とそれを尊重することを学んだものであった。今はそうした経験は子供の数の減少と，お稽古や塾通いの多忙さのためにほとんどすることができないようになってしまった。

　そうした集団の中で，早くも全体レベルについていけない子や，登園を嫌がる子ができてくる。チックなどが起こるのもちょうどこの時期である。このあたりには児童相談所や教育相談所が対応している。

V．思春期

　小学校の上級学年から中学校にかけて，いわゆる第2次性徴とよばれる男らしさ，女らしさが現れてくる頃から思春期が始まる。女子では初潮が起こり，男子では精通をみる。この辺から少しづつ子供から脱皮していくことになる。異性を意識しはじめ，何か自分の中で揺れ動くものを感ずるようになる。上級学校への受験のために色々な制約が加えら

れることも，この動揺に加担する。

　それまでは素直に聞けた親の言にも，反抗を試みるようになる。親と背丈が並ぶころから，子供時代にはあれほど絶対的に見えていた親の存在が低く感じられるようになり，あまり尊敬の対象ではなくなる。ときにはてっとり早い攻撃の対象とされ易い。

　こうした動揺は実は発達の上で誰でも通過するものではあるが，その動揺があまりにも激しく，それが家庭内暴力，頻回の自殺企図や有機溶剤吸引や万引き，売春などの非行のような形で行動化されて問題となるものを「思春期危機」と呼んでいる。ちょうどこの年代が精神分裂病の発病年齢でもあることから，その発病初期の状況になっている場合もあり，また境界線型人格障害と呼ばれる人格障害にも同様なことがいえるために，それらと思春期危機との鑑別は大きな問題となる。ただそれは時間的経過を追って観察をする以外には確実な診断は難しい場合がある。

　思春期はいわゆるアイデンティティの確立時期でもある。アイデンティティは「自己同一性」，略して「同一性」と和訳されているが判りやすくいえば「ヨリドコロ」である。自分が寄って立つところである。自分とはそもそも何なのか，これから何を業として一生を過ごしていくかという問いへの答えである。その答えを自分の力でしっかりと見つけ，それを具体化していくことである。そこまでに出来上がった劣等感や，

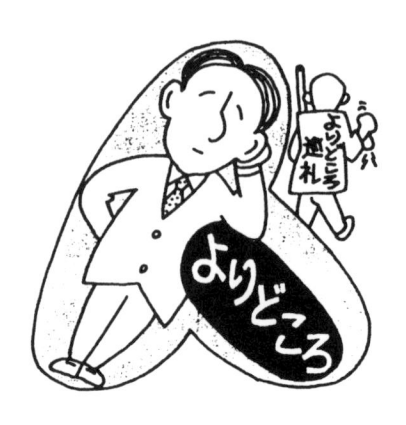

それまでに経験することになった数々の挫折の体験によってそれが定まらず,「ヨリドコロ巡礼」の旅が長々と続くとき,それはエリクソンがいう「モラトリアム人間」や境界線型人格障害へとたどりつくようなことになる。この時期には教育相談所,少年相談所,少年補導センター,病院の思春期外来などが対応する。

VI. 青年期

社会人としての歩みを始め,多くの場合は何らかの形で職業をもち,あるいは結婚して家庭に入る。まだ現実というものの認識が浅いから,どうかすると職場や家庭の近所との人間関係に円滑さを欠くことがあり,それで悩むことも出てくる。何度かそうした挫折を体験しながら成長していく。職場のメンタルヘルスの諸施策が対応する。

VII. 壮年期

最も人間的に円熟した時期で,それまでに獲得し得た知識や経験の豊富さによって着々と社会的地位を築き上げていく時期である。自分の仕事に生き甲斐を感じ,また相応の報酬も得られる時期でもあるが,あまりに仕事へのめり込みすぎて家庭を顧みなかったり,野心的な計画で経済上の大きな損失を被ったりもしやすい。親の介護が必要になってきてそのために大きなマン・パワーの支出を余儀なくされる。そして親族の死に遭遇するのもこの時期である。自宅の購入や成長してきた子供の教育費の支出で,経済的にはかなり大きな負担をしなければならない年代でもある。こうした経済的な逼迫から,仕事の上で無理することは避けられない。少しでも実績を上げてその報酬にありつこうと環境に過剰な適応をしていくうちに,いわゆる「心身症」とよばれる一群の疾患にかかる可能性が強くなる。

結婚して家庭に入った女性の場合は育児の手間から漸く解放されることが，何か大きな空虚感をもたらすこともあり（空の巣症候群），また子供との間の少なからぬ摩擦にも悩まされる時期となる。こうしたことが契機となって，内分泌系の衰えと相まって，いわゆる更年期の不定愁訴にも悩まされることにもなる。この時期には職場をもっている人には職場のメンタルヘルス施策が，家庭人には住民検診などが相談の窓口の役を果たす。

VIII. 初老期

　定年や子供の独立といった大きな節目の時期である。それに伴う喪失感が大きく，それが契機となってうつ病の発病が多くなる。老後へのいろいろな不安もあり，壮年期末期から引き続いての動揺期にもなる。仕事一途に生きてきた人は，そのために無趣味でいたり家族を顧みなかったことからの痛烈な報復をくらうようなことになる。自分の物理的・心理的な居場所が自宅の中にさえもなく，毎日何をして過ごすかが定まっていない。記銘力の減退により，新しいことを習ったりすることはことの他うまく進まない。「定年になったら○○をやろう」と考えてきたことが，案外そうはならない。思春期に対して思秋期とよばれるのも，こうしたことからである。

IX. 老年期

　社会的な引退，知人・友人とのいろいろな形での別れ，子供の独立，配偶者の死など，大きな喪失を経験する度合いが高まる。孤独感が少しづつ襲って来るようになり，自分の死が迫ってくることへの不安に見舞われるようになる。ちょっとしたことにも感激し，涙もろくなる。新しい環境や文化には記銘力の減退でなじめないために，だんだんと考え方

が保守化し，頑固となる。そうした性格の変化も生じてきてまわりとの摩擦も生ずるようになり，敬遠されたりときには邪魔者扱いさえされるようになる。加えて痴呆の兆候も始まるようになってくる。

　この痴呆の程度や進行の具合には大きな個人差がある。高齢化してもカクシャクとしていられることは誰しもが願うことであり，一体この個人差は何によって生ずるのかについての研究がいろいろなされてはいるが，まだはっきりとした結論は出ていない。

　余　談　使われなくなるとその部分が萎縮するという現象がある。それは鉄道でレールの上を一日何十回も列車が通過する間はレールの上部が光っているが，ストや事故で列車が走らなくなるとたちまち赤サビが浮き出てくるのと同じである。乗物にばかり頼って足を使わないでいると足は萎えてくる。脳もまた使わなければ萎えてくる道理で，何とか足と脳を使う生活様式をとらないと痴呆化は避けられなくなるといつも患者に話している。また家族から話しかけられない状態が続くと痴呆が進行するので，家族には努めて会話を絶やさないようにと助言している。

　「生きがい」ということも老年期の問題には欠かせない問題である。「生きがい」とは著者は「他人から頼られているという感覚」と考えている。これは口先だけ「頼りにしてますよ」というのではなく，実際にその人がいなければ誰もその代わりをする人がいないという状況なり役割があるということで，老年期になっても自分の役割分担をきちんと持てた人だけに生ずる感覚である。元来年齢を重ねることはそれなりに経験が豊富になるということであり，かつての社会ではそれが重要とされてきた。そういう中でこそ老年期になっても発達が可能であった。技術革新が進み，効率のよさだけが求められる時代になってその重要度が急速に下落していった感があるが，これからの世の中ではそのような役割にどのようなものがあり，またどういう形で担ってもらえるかという問題の具体化が人口高齢化対策の上では一番重要になってこよう。

第2部　ヤマイの理解のために

第1章　健康・不健康・病気

I. 健康・不健康という関係

① 「健康」の反対語は「病気」か？

多くの一般人は健康の反対語を「病気」と考えている。小学校の国語の問題としてはたしかに「正解」ではあるし多分それをそのまま大人になるまでもちこしたせいと考えられるが，果してそれでよいであろうか？

英語では病気は disease というのが一般的であるが，一方 illness という語もある。後者を英々辞典でひいてみると unhealthy state とあり，これを和訳すれば「不健康状態」となる。この状態はいわば「健康とはいえないが，病気ともいえない」という中間の段階を指すことになるが，果してそのような状態があり得るだろうか？

たとえば「カゼ」と呼ばれている状態がある。平均すれば1年に4～5回はかかるとされている状態であるが，この状態も人によって，またそのときの症状によって異なるところが生ずる。かなり高熱が出ていて，咳や鼻汁がひどくても仕事が大事と無理をおして出勤してきて，上司や同僚から「そんな状態なら休んだら？」といわれても「なあに，大丈夫」と言う人もいれば，ごく軽い症状でもこれを幸いに症状を重く言いたてて欠勤しようとする人もいる。

② 「病気」でない「不健康」

　また症状が出てきても卵酒やら鍋焼きうどんやら，はてはイナゴの黒焼きで「治して」しまう人もいれば，医療機関に駆け込んで注射をしてもらったり薬を処方されたりする人もいる。医療機関に行けば診療報酬請求の上からは「急性上気道炎」とか「感冒症候群」などという病名がつけられることになり，病気という扱いを受けることになるが，卵酒や鍋焼きうどん，イナゴの黒焼きで「治して」しまった人は病気という扱いは受けない。こうなるとこの「カゼ」という状態は果して「病気」といえるかどうかが微妙になってくることになるわけである。

　このことは一元的に「健康」の反対語をただちに「病気」としたことに原因がある。だから「健康」の反対語をただちに「病気」とするのには無理があるのであって，そこに「病気とも病気でないともいえる」状況を考えておく必要が出てくる。それで「健康」の反対語を「不健康」とよぶようにすると無理がなくなる。

　つまり健康でない状態はことごとく「不健康」とよび，その「不健康」の一部に「病気」という状態があるというふうに考える。数学的にいえば「病気」は「不健康」の「部分集合」ということになる。

II. 不健康状態のいろいろ

　「健康」についてはWHO（世界保健機構）の有名な定義がある。それは「健康とは，単に身体に病気がないとか身体が弱くないというだけでなく，肉体的にも，精神的にも，社会的にも，完全に調和のとれたよい状態のことである」という。しかしいつもこの定義をみて気になるのは「『完全に』調和のとれたよい状態」という箇所である。毎日変化している環境の中で生活している人が，果してそういつもいつも「完全に」調和のとれた状態でいられるものなのだろうか？

　この点の議論にはここではふれないでおくことにして，不健康状態とはどのような状態を指すものかという点について考えてみることにした

い。これについて本人の自覚症状の有無と臨床検査値が基準範囲（これまでは「正常値」と呼ばれていたが，最近このように改められた）の内外どちらにあるかという点を対応させてみると，
  1. 自覚症状がなく，検査値は基準範囲外にある
  2. 自覚症状があるが，検査値は基準範囲内にある
  3. 自覚症状がなく，検査値も基準範囲内にある
  4. 自覚症状があり，検査値は基準範囲外にある
  の４通りが考えられる。
　このうち 3. は一般的に健康状態にあると考えてよいであろうし，4. は一般的に病気の範囲にあると考えられるので除外すると 1. と 2. が問題になる。

1. 自覚症状がなく，検査値が基準範囲外にある場合

　このようなケースでは果して「自覚症状がない」ということが本当かどうかという問題がある。場合によっては何らかの自覚症状がありながらそれを隠していたり，軽いから我慢しているということもある。職場の定期健康診断等で検査値が基準範囲外にあることが判り，医療機関への受診を勧告されているにもかかわらず，その勧告を無視する人がいて健康管理の担当者を悩ませる場合があるが，まさしくそうしたケースがこれに当たる。いわゆる「心身症」の範囲にあるケースが多く，もともとの性格（例えばタイプＡ性格〔30 頁参照〕など）からしてもそうした勧告には素直に従わない点がみられる。また直接検査値云々には該当しないが，精神疾患の場合には周囲の人の観察からその疑いが濃厚であっても自覚症状がほとんどないために受診を拒み，周囲の人を悩ませることになる場合がある。どちらにしても医療機関の中で勤務している医療者には気づかないことであるが，「受診」ということが一般人にとって決して容易なことではない場合もあり得ることは知っておくべきであろう。
　このようなケースが出る理由を考えてみると次のようになる。

①病気に対する否認，病識の欠如

　今日のように健康情報が豊富に提供されている時代では，そうした方面の知識がないということはよくよく稀なことであろう。精神病では多くの場合，病気のために自分を客観的に見ることができにくくなっているために受診しようとしないことが多い。但しごく稀な例として大脳の一部の障害によるもの（アントン症状群）もある。

②検査その他で苦痛や不自由を与えられることへの嫌悪

　例えば血液検査一つとっても，採血されるということだけでも苦痛に感ずる人はいる。ましてもっと苦痛を伴う検査が予想されるとしたら，そしてまたそのために入院をしなくてはならないことが予想されるとしたら，これを何とか避けたいという気持ちになったとしてもそれは人間として無理からぬものがあるというべきであろう。人によっては多少はもっていると考えられる自覚症状の程度と予想される病気への不安とそれに伴う苦痛・不自由を比較してみて，後者の方がまだ耐えられると考えているケースもあり得る。

③病気と宣告される結果による不利への拒否

　「病気」というものをその人がどう考えているかという点に負うところが大きい。この点はこの本の他の項目（疾病モデル＝124頁）で述べてある。

④自覚症状が欠如しているか，または日常生活に支障がないほどに軽いため

　高血圧や糖尿病，肝障害などの場合に多く見られる。これらはかなり進行しないと目立った自覚症状は現れないことが多い。実際にはその段階で早期発見が行われて生活習慣についての適切な助言が与えられ，それを守ることが出来さえすれば十分に社会生活も可能な例が多いのであるが，たいていの場合は生活習慣の改善がなかなか困難であることが多い。一つには習慣改善指導が教条主義的で，頭では理解できたとしても

それを長期間，無理なく守るという点で問題があることもある。こうした指導の仕方が，もっと本人の「生態学的」な部分への配慮がなされる必要がある。

> **余 談** 一般的には「患者」と「病人」は同じ意味と考えられがちで，とくに医療機関の側からはそう考えられている。しかし実際には意味が違うと考えるべきで「岩波国語辞典」によれば，「患者」とは「病気で医者の治療を受ける人。病気にかかっている人。以前は医者から見ての言い方」とあり，「病人」とは「病気の人。患者。病者」とある。これだけの記載ではこの両者にあまり差はないが，ことばの上では例えば「入院患者」という用語はあっても「入院病人」という用語はない。そうなるとやはり「患者」と「病人」は必ずしも同じではないようだ。したがって「患者」でない「病人」というものは①のようなケースではあり得ることになる。

2. 自覚症状はあっても，検査値が基準範囲内にある場合

このようなケースには神経症であるケースが少なくないが，それだけの理由で決めつけてはならない。精神科と身体各科との連携診療であるリエゾン精神医学での身体各科側からの依頼例にはこのようなケースが多い。中でも自覚症状が痛みであったり，また訴えの範囲が広かったりする点が目立つ。とくに痛みの場合には「我慢の足りない患者」とか「問題患者」とか呼ばれる存在となるが，この問題は別の項（159頁）でふれる。

一つには身体各科の診断が検査値に重きが置かれているためと，あまりに多数の患者をかかえているためにこうしたケースに対応できる時間がないためと思われるが，そこに看護者の出番があると考えた方がよい。精神科へのコンサルトも手段としては正しいが，その場合にも本人の同意を得るのがインフォームド・コンセント（詳しくは179頁参照）である。実際の場面ではなかなかこれが困難なケースもあり，①の場合と同じような苦労を伴うことがしばしばある。

余　談・1　「リエゾン精神医学」という用語は 1980 年ころから使用されるようになったのであるが，それ以前からも身体各科の求めによって精神科医としての診察を行うことはあった．ときとして病棟にも往診に行くことがあったが，その頃は本人の同意を得ていなかったために話が食い違ったり，「恐れ入りますが名札をはずして来て下さい」などと言われることがあった．また病状や検査予定についての十分な説明がなされなかったために患者が怒っているケースに「患者が興奮しております」(?!) という依頼で呼ばれたこともあった．リエゾン症例ではこんな形で現状の医療問題について改めて考えさせられる機会がもてたと考えている．

余　談・2　精神科のリエゾン担当医師の間でひそかに語られている隠語に「くずかごリエゾン」というのがある．これは精神科からいう「身体科」(精神の反対語が身体であり，「精神科以外の科」という語は長すぎるからこう呼称する．本文の「身体各科」に同じ) きわめて単純に「検査所見と訴えの不一致」というだけの理由で安易に精神科にコンサルトされたケースのことである．如何に診断器材が優秀だとしても，人間である医師が器材のデータだけに依存してそう判断するという考え方がお寒い．おまけにこういうケースは十分に精神科受診の理由がインフォームされていない場合が多く，精神科でも対応に困惑することが稀ではない．著者自身の経験に照らしても，器材依存の最近の医療現場を反映しているように思う．

第2章 こころの曇り，のち雨

　生きている人間であればこそ，照る日曇る日，雨が降る日もあろう。毎日何の苦痛もなく暮らしていければ最高だが，なかなかそうはいかない。健康な体とはいっても，毎日毎日快適な条件の下で過ごせるとは決まっていない。ときに曇り，ときには雨の日もある。

I. こころの不健康状態

　前の章（64頁）にあるように「健康」の反対語は「不健康」である。上に「精神」の2文字がつくとこのちがいは大きな意味をもつ。精神健康の反対語は精神「不健康」であって，精神「病」ではない。こころにもカゼと同じ状態があってもおかしくない。例えば長年飼っていたペットが死んだ，というような場合には飼い主はそれなりにショックを受けるはずである。家族の一員同様に馴れていたものであればその死は何日にもわたって家族を悲しみの淵に追い込むことになって当然であろう。このような場合に家族の皆に起こる反応は，誰もがその立場に立てばそうなるであろうと他の人からも理解されるものであるし，そこに同情が生まれもする。

　このような状況で生じやすい症状はまず不眠であろう。他ならぬあのペットが死んだことを考えると，つい寝つけない。夜になって床に入ってもそればかりが頭を占領している。つい涙ぐむ。そんなこんなで夜が白々と明けていく…。次に食欲が落ちることになる。詩や歌にもよく出てくるように，「悲しみに胸が塞がれる」思いが満ちているから食事の

時間が来ても食欲がわかない。好きなメニューであっても手をつけないで残してしまったり…。

　また何かやる気が出ない。頭の中では日々やらなければならないことがあるのはわかっているのだけれど，イマイチのらない。元気が出ない。さらには特定できない体の不調がでてきたりもする（抑うつ気分）。こうした症状が出てくるのはこころが曇った状態，すなわち精神不健康状態である。

1. 不　眠

　不眠は病院に入院しているすべての患者に起こり得る症状で，概略以下のように分類される。

① 入眠困難型：「寝なければいけない」という意識が過剰で，寝ることに努力を払っている型。眠れなければ眠ろうとする「努力」をやめて，逆に起きていてやろうという開きなおりの気持ちになると気が楽になる。

② 途中覚醒・早朝覚醒型：夜中にしばしば目が醒めたり，早朝に目が醒めてあとはうつらうつらしているというもので，熟睡感に欠けることからよく訴えられる。しかし一夜の眠りは一様なものではなく，浅くなったり深くなったりしているものなので，たまたま浅くなったときに目が醒めたというだけに過ぎない。目をつぶって横になっているだけでも疲労は取れるものであることを説明してやるとよい。

③ 多夢型：夢ばかり見ていたから眠りが足りないと考えているものである。たしかに「浅い―深い」という比較からすれば夢は「浅い」時期に見るものであるけれど，その状態が一晩中続くということはあり得ない。終夜脳波という検査で一晩中脳波を連続して記録してみると，確実に夢を見ていると思われる時期は大体 1.5 時間おきに見られる。従って 6 時間の睡眠の中では 4 回夢を見る可能性がある。この時間も最初のものは平均 9 分，明け方にいくにつれてそれが 3 倍くらいに伸

びていく。覚えている夢は起きがけの時期で大体平均して28分の間に見る夢であることが多く，それまでに見た夢は見たことすらも記憶されていないものである。

余　談　入眠困難型の不眠の患者に断眠の世界記録のことを話してやったことがあった。当時のギネス・ブックには1968年に南アフリカの52歳の女性が医学的観察の下で282時間（約12日間）という記録があった。300時間を超せばギネス・ブックに名前がのるから挑戦してみては？と言った。もちろんそんなことはできっこないと考えたからなのだが，患者は「まさか…」と笑ってまもなく入眠した。こんな話でも患者は安心するものなのである。

2. その他のよく見られる症状

精神科以外の病棟の入院患者が精神科に依頼されたケースについては「リエゾン・コンサルテーション精神医学」という，精神科とその他の科との連携医療が実践されるようになってから，さまざまな報告がある。

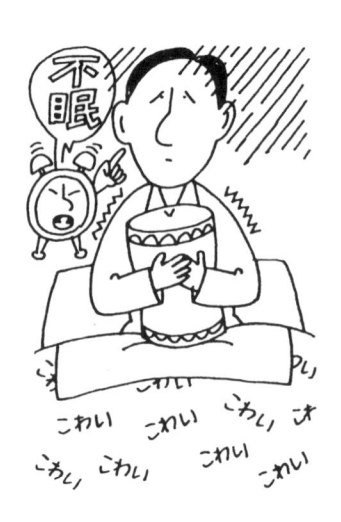

表5　依頼理由

1. ちぐはぐな行動や発言がみられる	90例	12.6%
2. 幻覚妄想体験が存在する	69	9.6
3. 身体のことをクヨクヨしつこく訴える	59	8.2
4. 元気がない，口数が少ない，動きが少ない	57	8.0
5. 不安やイライラが多い	53	7.4

　山下法文氏らの調査（総合病院精神医学，4巻2号，1992）による某大学病院で3年間に精神科へ依頼されたケース（全716例）のうち，最も多い理由の上位5位を示すと表5のようになる。この順位では3〜5位であるが，比較的多いものとして抑うつ，不安，心気の三つを中心にその対処策を考える。

①抑うつ

　抑うつ，正しくいえば「抑うつ気分」であり，これは感情面，とくに気分といわれる部分での問題である（71頁参照）。単なる抑うつ気分には誰もなることがある。飼っていたペットが死んだという場面でウキウキした気分になることはないだろう。だが，それを直ちに「うつ病」といってよいだろうか？よく知っておいてほしいことは，これがあればすべてうつ病というわけではないということである。

　抑うつ気分があらわれる状態を「うつ状態」とよぶ。この状態があらわれる場合には表6のような場合があるので，まずその原因検索が大事である。

　表6で1.の身体因性のものは日常の臨床でそう稀なものではない。総合病院でのリエゾン精神医学場面で精神科が対応を求められる症例の中でも，担当医が精神的な問題を苦手とするか，あるいはその検索に時間がないといった理由から，簡単に精神科に依頼してくる例が少なくな

表6　抑うつ状態のいろいろ

1. 身体に明らかな原因がある場合	（1）中枢神経疾患（脳器質性） 　　　例　脳梗塞，脳腫瘍
	（2）身体疾患の影響（症状性） 　　　例　膠原病
	（3）薬物の影響 　　　例　覚醒剤中毒， 　　　　　インターフェロン投与
2. 性格や環境に起因する場合	抑うつ神経症，反応性うつ病
3. 原因が不明な場合	精神分裂病，うつ病

いが，せめて表6の1〜3の分類くらいは見当をつけてほしいと考えている。

　表6の2にあげた環境，性格の問題も決して少なくない。環境の問題に関しては入院したこと自体が大きな要因になっていることもある。性格に関しては老年患者の場合は「性格の尖鋭化」の問題もある。

　うつ状態の患者に対しては，無闇な激励は禁忌とされている。これは多くの場合，内因性うつ病では目前のうまくいかないことの原因を自分に帰して，自分を責める（自責）気持ちになっているために，無闇な激励は却ってそれをつのらせることになるからである。また患者は今の状態がそのまま続いていくことを予想し，絶望的になっていることが多い。こういうケースでは先の先まで考える代わりに，その日一日のことだけを考えて，その分だけの負担に耐えるようにといってやるとよい。

　「リハビリに積極的でない」という指摘もこのような状態ではよく聞かれるが，リハビリに伴う本人の心理的・身体的負担を考えれば無理もないことである。それがうつ状態の一つの兆候にはなることはあるが，すべてそうとは限らない。障害に対する本人の考え方や指導者の態度，方法上の無理など他の要因も考えなくてはならない。

表7 抑うつ状態を呈する身体疾患

1. 内分泌・代謝系疾患	甲状腺，副腎，性腺の機能異常，電解質異常（とくに低ナトリウム血症）
2. 中枢神経疾患	パーキンソン氏病，多発梗塞性痴呆，アルツハイマー病，正常圧水頭症，慢性硬膜化血腫，脳腫瘍，多発性硬化症
3. その他の疾患	膠原病，インフルエンザ，膵炎，膵ガン

表8 抑うつ状態を呈する薬物

1. 血圧降下薬	レセルピン，α-メチルドパ，ベータブロッカー
2. ホルモン製剤	ステロイド剤，黄体卵胞混合ホルモン
3. 抗結核剤	INH，シクロセリン，エチオナミド
4. 抗パーキンソン薬	塩酸アマンダジン，L-DOPA
5. 抗潰瘍剤	ヒスタミンH_2受容体拮抗薬
6. 免疫調整薬	インターフェロン
7. 向精神薬	ハロペリドール，チアプリド
8. 酒量調整薬	ジサルフィラム

②不　安

　具体的な対象がなく，漠然と感ずるのが不安とされている。対象が具体的であれば精神医学的には「恐怖」という方が正しい。身体に疾患や障害があれば，それ自体として不安を起こしやすい要因を抱えているわけで，その意味ではあらゆる患者はすべて不安の持ち主と考えた方がよい。

不安が生ずると自律神経を介して動悸，冷汗，呼吸切迫，口渇，めまいなどの症状が現れてくる。患者によってはその原因と結果を取り違えていて，そうした症状があるから不安だと訴えることがあるが，それは全く逆である。もっともそういう時間経過の上からまた新しい不安が生まれ…といった形で悪循環に陥ることもある。

a.「不安」というより「心配のし過ぎ」

　　これは多分に平素の性格との関係もあるが，何かにつけて心配をする人というものは決して少なくはない。入院をしたことで家族が不便な思いをさせられるのではないか，会社の仕事が停滞して迷惑をかけているのではないか，といった内容であったり，明日の検査でどんな痛い目に遇うかなどというものであったりする。こういった「心配のし過ぎ」には，会社のことなら会社の同僚か上司，家庭のことなら家族，検査のことなら医療者自身がそれぞれその心配がないことを具体的に説明するのが一番の方法である。ただ安心せよというだけで具体性を欠いた説明では納得が得られないばかりか，却って疑惑を招いたり心配を強めることにもなる。

　　またこのような場合，「気にしないように」などと簡単に言わな

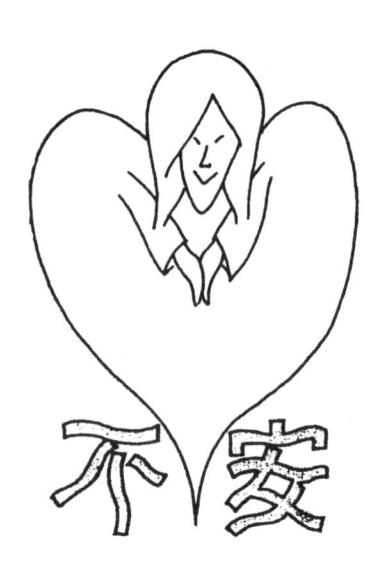

いようにしたい。それは目の不自由な人に「しっかりものを見なさい」というのと同じくらい無理な注文なのである。
b. うつ状態からくる不安
　　うつ状態の症状の一つにも不安がある。十分時間をとって面接してみなければ鑑別が容易でない場合もあるが，この点を含んでうつ状態としての検討をしてみる必要がある。
c. 発作性の不安
　　不安が突然，発作性に発来することもある。多くの場合，その直前にとくに前兆や誘因と考えられるエピソードがみられない。発作性の心疾患ともまぎらわしい場合もあり，まず落ちついて全身状態の掌握に努め，身体疾患との鑑別を行うべきである。最近「パニック・ディスオーダー」という概念が次第に確立されてきたが，その主な症状を表9に示す。
　　不安と隣りあわせのものに焦燥感がある。焦燥感はイライラする，じっとしていられないということばで表現される状態で，これは気持ちが先行して体がついていけない状態を意味する。不安を感じ，それを解消または回避しようとしてかかる動きである。不安の程度が軽いものなら爪を噛む，やたら煙草に火をつける，いわゆる「貧乏ゆすり」をするなどの行動がみられるが，程度が重くなるとものを壊したり，手近の人に怒りをぶつけるといった行動がみられる。時間をかけてよく事情を聴取し，落ちつくように説得するようにする。
　　焦燥感の強い患者に「新幹線で急いでどこかへ行くときに，列車の中を走ってみても列車が駅に着かなければ何にもならないでしょう？」といって落ちつかせたこともあった。こういう際には話の向け方に工夫をする必要がある。

3. 心気状態
　臨床的な検査所見に裏づけされない身体的な愁訴（いわゆる不定愁訴）を訴える状態をいう。もともと性格的に自分の身体的な状態に細かく気

表9　DSM-IVによる主要症状

1. 動悸、心悸亢進、または心拍数の増加
2. 発汗
3. ふるえ
4. 息切れまたは息苦しさ
5. 窒息感
6. 胸痛または胸部の不快感
7. 吐き気または腹部の不快感
8. めまい、ふらつき、気が遠くなる感じ
9. 現実感の喪失、自分が自分でない感じ
10. 自分のコントロールがきかず、気が狂うことへの恐怖感
11. 死ぬのではないかという恐怖感
12. 感覚の麻痺、うずき感
13. 冷感、または熱感
　　以上のうち4つあることが診断の基準

を配る人がなりやすい傾向があるが，身体疾患や障害をもっている場合には性格と無関係にみられることもある。

a. 不安の「投影」としての症状。不安状態になれば感覚は過敏に傾き，わずかの感覚異常も感知してさらに次の不安を呼び…という形の悪循環となることもある。
b. 欲求不満状態が身体症状として出てくる（「身体化」という）場合である。
c. 無意識の中で病気の中へ逃れたい（「疾病逃避」という）というこころの動きがある場合である。

　これらの背景を特定するのは精神科医でもそう簡単にはいかない場合もある。いわゆるリエゾン・コンサルテーション精神医学（前述）の場面では，「諸臨床検査所見と不一致の訴え」という理由で精神科へ依頼されてくるケースがよくあるが，一体医療というものはそのような機械的な処理でなされてよいものかどうかに疑問を感ずる。検査所見は本当に正しいのか，器材に故障がなかったのか，検査伝票が他人のそれと間

違っていたのではないか，検査の角度を変えてみたらどうなのか，といった疑問がもたれないままに，まるで「屑籠に入れる」感じで依頼されてくるケースを見ると，診断器材の進歩は果して人類にとって恩恵であったかどうかに疑問を感じてしまう．中には診断そのものが粗漏であった例が見つかることもある．

　こうした例は内科等でよく「自律神経失調症」という病名で呼ばれることがある．現代人が頻繁に交感神経の緊張を招いている結果，本来バランスがとれているべき自律神経全体が交感神経緊張型のアンバランスに傾くのは当然の結果であろう．「自律神経失調症」といとも簡単につけられる診断名は本来は交感神経緊張が慢性化した結果と考えてよかろう．

　ただ自律神経失調症という病名がいとも簡単につけられるようになった結果，一般の人の間には例えば肺炎，胆石症などといった病名と同列にあるもののような誤解を招いている．肺炎や胆石症は特有といえる症状があるのだが，一般の人はそれと同様な特有の症状を知りたがる．だから「自律神経（失調症）ってどんな具合になるの？」といった会話が日常かわされ，中には健康情報過剰なもの知り顔のひとが「それはね…」とばかりにウンチクを傾けたりするのをよく聞く．これは医学的に正しいとはいえないことは既にお判りであろう．これに近い関係にある「更年期障害」という「病名」も全くこれと同じであって，特有の症状があるわけではない．更年期という時期に起こりやすいはっきりとした病気を除いていって，最後に残ったものは「更年期障害」としかいいようがないのでこれを一括してそういっているだけのことであって，独立した病気ではない．この辺の一般の認識は医学的には誤りであることもあるが，症状に対するある種の安心感をもたらしている部分もあるので，一概にその誤りを指摘することは必ずしも得策でない場合もあることを知っておいた方がよい．

　多岐にわたる訴えを聞くのには時間もかかるため，精神科以外のところではこうした患者は敬遠されがちであるが，一旦はとにかく訴えの内容はよく聞いてやらなければならない．聞いてあげた，というだけで治

まる症状もなしとは言えない。本来の身体疾患の訴えと区別して扱うというのは誤りである。医療というものの本質は，まず患者の訴えを受容するところから始まるものという鉄則を忘れてはならない。

　⇨この項で併読・参考になる本の紹介
　　内科医のための精神症状の見方と対応，宮岡等著，医学書院刊，1995
　　〔コメント〕リエゾン精神医学の面においても卓見の持ち主である著者が書いた一般医のための精神症状学の本。よくまとめられていて判りやすい。本項の表6〜表8はこの本からの引用である。

II. 本格的な精神症状

　見た目には精神不健康状態のように見えても，それがときに本格的なこころの病気の初期の症状であることがある。それはカゼと思われていたものが実は肺炎の初期の症状で，次第に40度を超えるような高熱が出てきたりして肺炎としての本格的な症状になっていくのと同じである。よく「カゼをこじらせて肺炎になった」と表現することがあるが，これは正しくない。カゼのような症状に見えたのは実は肺炎の初期症状であったということである。
　肺炎に限らず，その他の本格的な病気もほとんどはカゼのような初期症状で始まることが多い。全くそれと同様に本格的なこころの病気も「こころの曇り」状態で始まるということがあり得る。それがやがて「本降り」となってきた場合にどのような症状をみせることになるかについて，以下第1部・第1章の項で述べた「こころのカタチ」の順に従って，それぞれ述べることにする。

1. 意識の障害
①意識障害の程度

意識の明るさ-暗さの問題である。

↑明るい＝清明（はっきりした状態）
- 軽い意識障害…刺激を加えれば目を覚ますが，放っておくと眠ってしまう。
- 中等度の意識障害…かなり強い刺激でやっと目を覚ます。

↓暗い＝昏睡（全く暗い状態で，外から刺激を加えても反応しない）

　余　談　この意識障害の状態の用語は精神科と脳神経外科で異なっており，また教科書等でもいろいろ異なっていたりする。とくに「昏迷」という用語は精神科では意識障害の状態名として使用していない点に注意が要る。

②意識変容

軽度または中等度の意識障害の状態のときに，他の精神症状がそれに重なって現れる複雑な状態。
- a. せん妄状態：意識障害の上に錯覚や幻覚が現れる状態。
- b. もうろう状態：せん妄より軽く，まとまった行動をとることもある。
- c. アメンチア：思考の散乱と困惑がみられる。

　余　談　「せん妄状態」は例えば舞台照明が何かの故障で暗くなり，そのために小道具につまづいた俳優が転倒してしまってキッカケになるセリフが言えず，脚本どおりの劇の進行ができなくなって，観客に何が何だか判らないという印象を与えるのと同じようなものである。

2. 狭義の精神症状
①知の面の障害

a. 知能

単に知識の集積というだけでなく，計算をしたり，判断を下したり，

見通しをつけたりすることを含めた能力であるが，生まれつき低いものを知的障害，何らかの理由で後天的に低下することを痴呆という。

b．知覚

量的変化として，音や光に対する過敏が認められるが，通常は妄覚（錯覚と幻覚の総称）が問題となる。

 ⅰ）錯覚：実際に存在する知覚を他の知覚と誤ること。健常者でも状況によっては起こり得る。

 ⅱ）幻覚：実際に存在しない知覚を，存在するとするもので病的な意味がある。

聴，視，触，味，嗅の，いわゆる五感にあらわれる他，体の中の感覚に起こることもある（体感幻覚）。

c．思考

 ⅰ）論理性の異常：話の論理性が失われて，ツジツマの合わないことを言うようになるのは，考えの筋道が緩むためで，思路弛緩といい，更に進めば支離滅裂となる。

 ⅱ）テンポの異常：話のテンポが変化するもので，テンポが早くなり，飛躍していくことを観念奔逸といい，躁状態のと

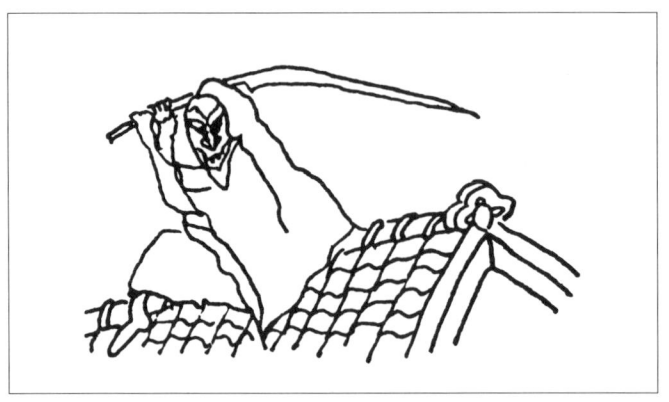

幻視　51歳，京都美術専門学校卒男性，アルコール精神病（DMA　ライブラリー，実地医家のための目で見る病態・精神科より）

きに見られる。逆にスロー・ダウンするものに思考制止と思考阻害（途絶）がある。前者はうつ状態のときに見られ，全体的なスロー・ダウンであるが，後者は精神分裂病のときに見られる，断続的に途絶する。その他まわりくどさ（冗長，迂遠），内容の繰り返し（保続）などがある。

余　談　思考制止と思考阻害（途絶）は自動車の動きで考えるとわかりやすい。いわゆる「ノロノロ運転」は前者で，後者は高速道路の料金所にさしかかったときのように，動いては止まり，動いては止まるのを繰り返している状態である。

iii）内容の異常：話の内容が「根拠なく思いつき，確信をもち，訂正できない」ものであるとき，妄想という。1次妄想といって，まだ内容が具体的でないものがあり，それは以下のようなものである。
　　イ．世界没落体験：人類の最後が来たという予感。

論理性は木の桶にたとえられる。木の桶は一枚一枚の板がうまく削られて隣同士がくっつきタガがはめられている。中に水が入っても漏れることはない。しかし何らかの理由でタガが抜けると，板はバラバラになる。板に相当するものが一つの観念であり，バラバラの状態が思路弛緩である。

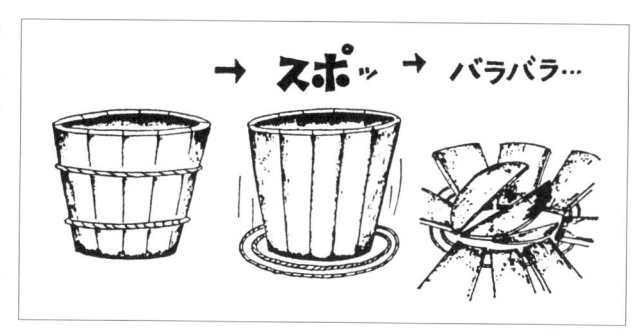

余 談 理由や根拠がはっきりとはしないが，いよいよ世界の終わりが来たという予感がこの「世界没落体験」である。太平洋戦争が終わって間もなく，自ら「爾光尊（じこうそん）」と名乗る女性教祖（本名・長岡昭子）が現れて「天照皇大神宮教（てんしょうこうだいじんぐうきょう）」という宗教を広めようとした。世の中が混乱していたときだったから，信者の中には大相撲の横綱だった双葉山，囲碁の世界では当時最高の名人であった呉清源（ごせいげん）といった有名人がいた。彼女は今に日本は大地震にみまわれる危険があり，自分達はそれを救済するのだといって行動を起こしたのだったが，世の中を騒がせたとして当時の法律で逮捕された。教祖には精神鑑定が行われて精神分裂病であったとされた。ちかごろ「ハルマゲドン」という世界の終末予言を一種のキーワードとした新興宗教があるが，似たような事件であったようだ。

　　ロ．妄想気分：何となく不気味な感じがする。
　　ハ．妄想知覚：誰でもある知覚に意味づけをする。
　　ニ．妄想着想：突然に思いつく。
具体的な内容の妄想は大体3通りに分類される。
　　イ．被害的な内容のもの
　　　● 被害妄想：誰かに命を狙われているというもの。
　　　● 被毒妄想：食べ物に毒をいれられたというもの。
　　　● 関係妄想：自分の噂をされているというもの。
　　　● 追跡妄想：誰かに跡をつけられているというもの。
　　ロ．自己拡大的な内容のもの
　　　● 誇大妄想：世界の支配者になったなどという。
　　　● 血統妄想：高貴な血筋の生まれというもの。
　　　● 恋愛妄想：誰かに恋されているというもの。
　　ハ．自己縮小傾向のもの
　　　● 貧困妄想：財産を失って貧乏になったという。
　　　● 罪業妄想：生涯償いきれない罪を犯したという。
　　　● 卑小妄想：自分が小さくなったとするもの。

● 心気妄想：体中が病気に冒されたというもの。

これらの妄想が互いに連関関係をもって，一つのストーリーを形作るようになることを妄想構築（建築）という。

余　談　①誇大妄想の持ち主として有名であった患者が都立松沢病院に入院していた。彼の名は葦原金次郎といい，「自分は将軍である」という妄想をもち，それにふさわしい尊大な態度をとっていた。彼の病室には医師でさえも「拝謁を願い出る」のでなければ入室できなかったという。昭和の時代になってからは「葦原帝」と名乗り，勅語（天皇のお言葉）をときどき「喚発」し，首相を勝手に任命したりしていた。1937年日中全面戦争勃発の年に亡くなった。

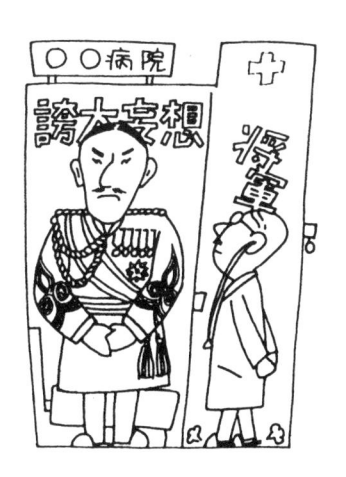

②ある25歳の女性患者の例。ホテルに投宿中に他の客の部屋に侵入して携帯ラジオ1台を盗んだことで警察に逮捕されたが，事情聴取に当たった係官にこう語った。「あのホテルは裏で国際的なマフィアと通じており，資金稼ぎのために女性の一人客を香港に売りとばしているのです。そのマフィアのことは私しか知らないので今まで随分跡をつけられたり，食べ物に毒を入れられそうになったり，殺されかかったこともあります。そのルートを暴こうと思って投宿したのですが，部屋に入った途端に盗聴器があるのに気づきました。それで探索してみたら，ラジオの形をした発信機があったので排除しただけです。私を逮捕するより，早くあのホテルを捜索して下さい」まさに妄想構築の典型で，「女007」という異名がついた。

d. 記憶
　ⅰ) 記銘力の障害：記銘力は高年齢化とともに低下するがこれを記銘力減弱という。ときにこれを補うために話をでっちあげることがあり，これを作話という。
　ⅱ) 追想の障害：健忘という。ただしこれは一定期間に限定されているもので，過去の一切に対する健忘を全生活史健忘という。
　ⅲ) 記憶錯誤：ごく特殊なものとして，過去に何度も見ているはずなのに初めて見た（未視感＝ジャメ・ヴ），あるいは逆に初めて見たのに何度も見た（既視感＝デジャ・ヴ）という体験があるが，健康な人でも経験することがあるのであまり病的な意味はない。

余　談　「デジャ・ヴ」はちかごろは一般にもよく使われる用語になってきているようだ。ある場所でこの「デジャ・ヴ」という名をつけたスナックを見たことがある。考えてみると「初めて来た店なのに，いや，前に来たことがあったような気がする」というのはなかなか洒落たネーミングかも知れない。

e. 自我意識障害
　ⅰ) 限界性の異常：自分と「他」との境界がなくなってしまうことで

「恍惚」という。但しこれは宗教上の体験で，自分が信じている神や仏と自分が合体するという感じで，仏教では「法悦」などとよばれる。ごく特殊な人の体験。

ⅱ) 能動性の異常：自分が現に行っていることや感じていることの主が自分自身ではなくなり，それが他に存在する者によって支配されるようになったということで，させられ体験という。これが思考のプロセスに影響をもつと，思考奪取（誰かに考えたことを抜きとられる），思考伝播（誰かが自分の考えたことをばらまかれた），思考吹入（誰かに異質な考えを吹きこまれた）などがあらわれる（思考体験様式の異常）。

ⅲ) 同一性の異常：人として生まれてものごころついて以来ずっと続いているはずの自分が，その連続性が途切れて本来の自分でない存在になっている期間があることを交代人格，または多重人格という。

ⅳ) 単一性の異常：この世に自分という存在はただ一人のはずが，もう一人の自分が存在するというもので，二重身という。

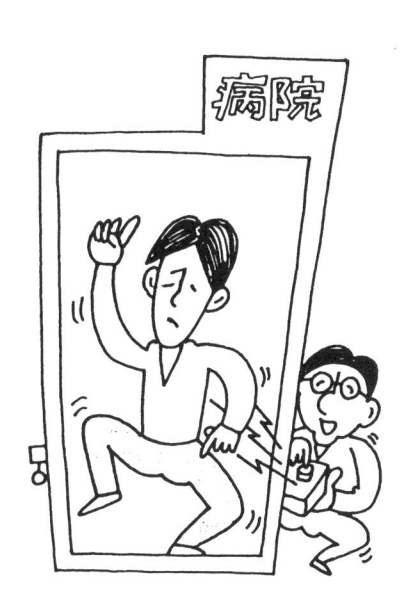

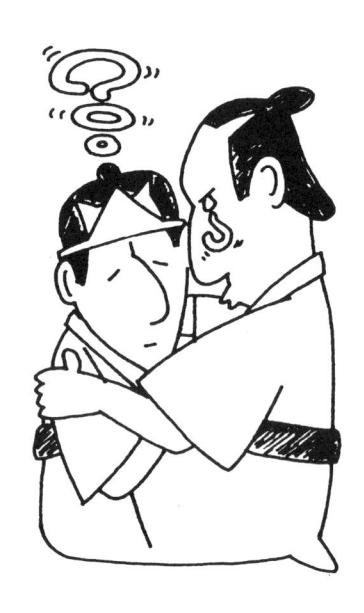

余　談　①古典落語の「粗忽長屋」では，長屋に隣り合って住む粗忽な男のうちの一人が浅草観音に参詣にいくと，行き倒れの死骸があって身元不明という。顔を見ると隣の男に似ているというので，とんで帰って隣人を引っ張ってくる。隣人がお前のだという死骸を抱きながら，「死んでいる俺は俺だろうが，抱いている方の俺は一体どこの誰だ？」という噺である。この「自分で自分の死骸を抱く」という体験がまさに「二重身」である。

②「多重人格」という用語は連続幼女殺人事件で起訴された青年の精神鑑定の結果として注目を浴び，マスコミがよく取り上げる題材となったが，そこにはいくつかの誤解もあったようだ。「多重」と「多面」は全く意味がちがう。ごく普通の人も「多面」的であって何か事件があったときに，その容疑者とされた人について近所の人や知人から「あの人がそんなことをするなんて想像できません」というコメントが寄せられることがある。しかし事実としてその人がその「想像できない」ことをやったのであるとすれば，それはその人の知られていなかった面なのである。人は自分に見せている部分でしか人を評価しないものであり，それは月の裏側が地球から見えないのと同じようなものである。「多重」とはそういうものではない。

「人間は誰でも『多重人格』だ」などと早とちりのコメンテーターがＴＶで発言していたが，これはまさしく「多重」と「多面」の混同でしかない。またその時期に何か「多重」人格になりたいなどというような願望が軽はずみに口にされたようであったけれど，それは現実の自分が不運が重なってその現実の自分を否定したい気持ちになったからであろう。もちろん個人の努力で「多重」人格になれるわけはない。

②情の面の障害

a. 気分の障害：そうなるに足るだけの感動的な動機がないのにウキウキしたりする躁状態と，その逆にひどく落ち込んでしまううつ状態がある（前述）。
b. 情動の障害：突発的な事件に遭遇して，全く感情の動きが止まってしまうことを情動マヒという。わずかの刺激でコントロールを失って泣いたり笑ったりするようになるのを情動失禁という。
c. 感情全般の障害：感情全般が鈍ってしまい，親の死，旧友との再会などにも感情の表出を示さなくなることを感情鈍麻という。特定な対象を異常に怖がることを恐怖，特定の対象がない場合を不安という（前述）。

③意の面の障害

a. 意志の障害：欲動に対する意志の統制がきかなくなると衝動行為が起こる。また行動が増加するが，各行為の間に連関性のない行為心迫，一応の連関性が保たれている作業心迫がみられる。統制の力が強くなりすぎると意志の制止または阻害（途絶）が起こる。これは思考の場合と同じ意味でうつ病，分裂病に対応する。さらにこの状態が進めば昏迷となる。統制の仕方が歪んでしまうと，一連の緊張病症状群が起こる。これは次のような症状から成る。
  ⅰ）反響言語：おうむ返しに返事をする。
  ⅱ）常動症：いつも同じ動作を繰り返している。
  ⅲ）拒絶症：はたらきかけに対して拒絶する。

iv）カタレプシー：腕などを長い時間保持できない姿勢にされても，そのまま保持している。
b．欲動の障害
　ⅰ）個々の欲動の障害：食欲の極端な低下（無食欲）や，その逆に極端な亢進（大食）などが起こる。
　ⅱ）欲動全体の障害：自分から何かをしようとする自発性が減退する（自発性減退）。

3．人格の障害

　知・情・意の3面を統合しているのが人格というハタラキであるが，これが障害されるとこれら3面が協調せずに各個バラバラにはたらくようになり，全体としてまとまらなくなる。この状態を「人格水準の低下」という。これが進んだ状態を欠陥状態という。精神分裂病が進行していくとこうした状態になる。

　余　談　「精神分裂病」という名称の由来は1911年にブロイラー（1857～1937）がSchizophrenieという用語を使ったことによる。Schizo-とは「分裂する」，phrenieとは「精神病」を意味するところから，当初は和訳語として「精神乖離（かいり）症」とか「精神分離症」などと呼ばれていたのを，1937年に日本精神神経学会が統一して「精神分裂症」とした。「分裂」という語の方が「乖離」という語よりも判り易いという理由であったが，今日この「分裂」という語のイメージがよくないという意見が出て，その名称変更が検討されている。

4．精神症状の見方

　主として面接や行動の観察，あるいはエピソードから把握することになるが，その把握の仕方によって精神症状を再分類してみると次のようになる。
a．観察（視診）
　面接室に患者が入室してきたときから，十分な注意力を向けながら次

の点をよく観察する。
  ⅰ）着衣・結髪…着衣がきちんと洗濯された清潔なものであるかどうか，整然と着用しているかどうか，デザインや配色などに奇異な感じがあるかどうかなどを観察する。結髪も同様で，適度にカットがなされ，手入れがされているかどうかなどの点に留意する。精神分裂病での感情鈍麻という症状は，得てしてこうした着衣・結髪の状況からつかめる場合がある。
  ⅱ）体痕…切り傷，熱傷，注射痕などを診る。とくに左手首の切り傷は自殺目的か，あるいは単なる衝動的な理由によるものかはわからないが，いずれにしても問題があることを暗示している。熱傷は多くの場合手首に見られ，煙草の火を押しつけた痕であることが多い。ときにはそれが自傷行為に及んだ結果であることもある。注射痕はよく肘の裏側にみられ，覚醒剤など薬物乱用の証拠となることがある。
  ⅲ）姿勢…落ちついて椅子に着座しているのが普通であるが，何となく落ちつかない様子をみせたり，視線を合わそうとせずに前屈姿勢をとったりするのは，自信欠乏の状態にあることを示唆している。あるいは着座の仕方もソッポを向いたり，完全に後向きになっていたりするのは拒否的な態度であり，問題がある。
  ⅳ）表情…表情は感情のストレートな表出だから，嬉しいときには嬉しさが，悲しいときには悲しさが顔の表情として現れるのが自然である。その自然な表情がみられず，まるで能面のような無表情さが目立つのが筋肉が固くなるパーキンソン病のときであったり，精神分裂病で感情鈍麻の現れであったりする。短時間の間に極端な表情の変化がみられるのは感情が不安定なことを示す。

b. 話し方の掌握（問診）
 ⅰ) 話のつじつまがあっているかどうか。スジミチがきちんと通っているかどうか。そこに飛躍があったりしないかどうか。精神分裂病での思考障害，ことに支離滅裂と呼ばれる症状はこのスジミチが通らない話ぶりから捕捉できるし，大きな飛躍が続いていくのは躁状態あるいは躁病での観念奔逸とよばれる状態である。
 ⅱ) 話のテンポに注意する。早口は性格的なものもあるが，躁状態あるいは躁病では非常に早くなるのと同時に，①．C．ⅰで述べた飛躍が大きい。逆に遅くなるのは，これも性格的なものもあるが，うつ状態あるいはうつ病での思考制止，精神分裂病での思考阻害（または途絶）を意味する（以上83頁参照）。
 ⅲ) 発語に注意する。老齢者で入れ歯が合わない場合もあるが，特定の音の発語が悪かったり，ことばの途中でつまづいて同じ音を繰り返すのは語間代といって，アルツハイマー病に特有な症状である。
 ⅳ) 話の内容に注目する。内容があまりにも非現実的で，普通では考えられないようなことであれば妄想の可能性が強い。
 ⅴ) その他として知能の程度，記憶力の程度なども話された内容全体から推し量ることができる。また話をさせながら，ときにはこちらから聞き返したり確認したりしていくうちに，相手のこころの中にスムーズに入っていけるか，それとも何か表面ではね返されてしまうかという点や，未知の人でも時間をかけて会話していくうちに得られる共感感情（相手と同じような感情をお互いにもつこと）が得られるかどうかという点に注意する。ここがうまくいかない場合を「プレコックス感」といって，精神分裂病に特有とされる感じである。

c. エピソードから得られるもの
 ⅰ) 行動量の低下を示すもの：感情鈍麻，自発性減退，昏迷，意志の阻害（途絶）→分裂病？　意志の制止，昏迷→うつ病？

ⅱ) 行動量の増加を示すもの：逸脱行動，作業心迫→躁病？　行為心迫→分裂病？
ⅲ) 行動内容の偏倚を示すもの：緊張病症候群→分裂病？

Ⅲ. 精神不健康の分類とその要点

　これらの分類は次のとおりである。
1. 精神不健康状態（狭義）…誰でも経験するような不運，不幸な体験に対する一過性の反応（心因反応）
2. いわゆる「心身症」
3. 神経症
4. 精神障害（精神保健と精神障害者の福祉に関する法律の定義[1]）による）
　　①精神薄弱（近く「知的障害」となる）
　　②精神病
　　　a. 原因がはっきりしているか，または病変部が見えるもの（外因性疾患）器質性脳疾患，症状精神病，老年性疾患，中毒性精神病，その他
　　　b. 心理的な原因に基づくもの（心因性疾患）心因性精神病[2]）
　　　c. 原因不明なもの（内因性疾患）精神分裂病，躁うつ病（感情病[3]）），てんかん性精神病[4]）
　　③精神病質[5]）

注1) 第5条
　2) 1. の「心因反応」とのちがいは「心因性精神病」の方が幻覚，妄想，意識混濁のような，より「精神病的」な症状が強いという点による。
　3) 現在はこの名称が使われることが多い。
　4) 「てんかん」そのものははずされている。
　5) この名称は法律の中だけで使用され，学術用語としては使用されていない。これに近い概念は「人格障害」。

1. 精神不健康状態（狭義）

これについては他の頁で述べた（70頁）。

2. いわゆる「心身症」

「心身症」はさまざまな身体病の「総称」であって，一つの病気を意味するものではない。身体病であって，それがよくなるのも悪くなるのもその人の精神的な面が関係するものをすべて指していう。これには以下のようなものがあるとされている。

①循環器系：高血圧，低血圧，狭心症など
②消化器系：消化性潰瘍，慢性胃炎，過敏性大腸，潰瘍性大腸炎など
③呼吸器系：気管支喘息，過呼吸症状群など
④内分泌系：肥満，糖尿病，甲状腺機能亢進症など
⑤神経系：片頭痛，筋緊張性頭痛，自律神経失調症，めまい，冷え症など
⑥泌尿器系：夜尿，神経性頻尿，インポテンスなど
⑦運動器系：慢性関節リウマチ，書痙，斜頸，頸腕症状群，腰痛，チックなど
⑧皮膚系：じんましん，アトピー性皮膚炎，円形脱毛症，アレルギー性皮膚炎など
⑨耳鼻咽喉科領域：メニエール症状群，アレルギー性鼻炎，耳鳴，乗物酔いなど
⑩眼科領域：中心性網膜炎，眼精疲労，眼瞼けいれんなど
⑪産婦人科領域：月経困難症，月経前緊張症，婦人不定愁訴症状群など
⑫小児科領域：小児喘息，チック，抱きぐせなど

なぜこのような状態になるのかということについては，次の二つの点が考えられる。まず第1になぜ特定の器官にそれが起こるのかという点である。これを心身医学では「器官選択性」とよんでいるが，その説明としてはその器官にもともと弱点があったからだという。生まれつき

の健康面の弱点はよくあることで，例えば「私はもともと胃腸が弱い」とか「この子はどうも生まれつき呼吸器が弱い」といったように，特定の弱点があることは決して珍しいことではない。それでその弱点が突かれた形で起こるのだという。事実胃腸が元来弱い人には胃・十二指腸潰瘍が，呼吸器系の弱い人には気管支喘息が起こりやすいということがある。

　第2には性格の問題である。心身症の一つとされている，ある病気になりやすい性格があげられている。例えば狭心症や心筋梗塞といった心臓病の場合には「タイプA」とよばれる性格特性が認められるという説がある。ざっとその特徴をあげると気が小さいくせに野心家であったり，…などということになる。

　さらに心身症の範囲に入れられている病気の中にこれまでは成人病，これからは「生活習慣病」と呼ばれようとしている病気（例えば糖尿病，高血圧，心臓病など）が少なからず入っている。これは長年にわたっての食生活上の習慣，例えば塩分や糖分，脂肪の過剰がこれらの病気の発病に加担しているということがあげられよう。ただそういった食生活上の偏りも例えば常にイライラするから過食するといった形で，性格的な部分が大きく加担しているということがあげられよう。

3. 神経症

　心身症と異なり，身体的には異常がみられないのに主観的な症状だけが見られ，何らかの心理的原因が介在しているもので，一般的には次のような分類がある。

① **不安神経症**：不安と，それに起因する症状（動悸，呼吸困難，冷汗，手足の冷感など）が発作的に起こってくるもので，一度経験すると，また起こるのではないかという不安（予期不安）が生じ，それがまた発作を誘発する形をとりやすい。最近はあまりはっきりとした心理的な原因がなくても，死ぬのではないかという激しい不安とともに発作が起こるものをパニック・ディスオーダーと呼ぶ（77頁参照）。

② **強迫神経症**：自分でもその不合理さに気付いていながら，気が済まないということから自分の意思に反した考え方（強迫観念）や行動（強迫行動）にとらわれるものである。「気が済まない」のはそうしないと大きな不安になるからで，いわば不安と背中合わせの状態にいる。

③ **ヒステリー**：無意識の中に病気へ逃避しようという動きがあることによって起こるとされるもので，症状は大きく二つに分かれる。
　　a．解離症状…こころのハタラキの一部が他との連関を失って孤立してしまったために起こると考えられるもので，昏迷状態になったりする。
　　b．転換症状…こころの動きが身体症状として現れるもので，あらゆる身体疾患の症状によく似ている。いわば「コピー病」。

④ **心気症**：身体的不具合をしきりに訴え，わずかなものでも気にする。あちこちの医療機関を訪れるが，身体的に異常がないといわれても納得しない。

⑤ **抑うつ神経症**：抑うつ感情を主症状とするものであるが，うつ病ほどの深刻さはない。

神経症での患者と症状の関係を示すイラスト。本来患者は自分の家の中で堂々としているべきなのに，症状を怖がるあまりフトン部屋に引っ込み，症状の方が主人公然としてのさばっている。治療はこの両者の位置を逆転させて症状から家の中での主体性を奪い返すことである。

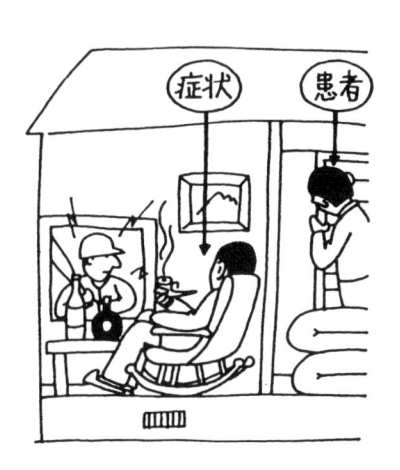

神経症は好発性格といって，なりやすい性格がある。
　①神経過敏性格…人一倍神経が過敏な性格。
　②自信欠乏性格…自信というものが欠けている性格。
　③自己不確実性格…自分に確信が持てない性格。
　④無力性格…身体的不調にいつも悩まされる性格。
　⑤自己顕示性格…自分をよく見せようとしたがる性格。
　⑥感情未熟性格…感情が大人のそれになりきれず，子供のままでいる性格。

4．精神障害

①**知的障害**：先天的に知能が普通人より低いもので，かつては「精神薄弱」と呼ばれたこともあったが，その後「精神（発育）遅滞」を経て，今はこの名称に変わろうとしている。

②**精神病**

a．外因性疾患
　　イ．器質性脳疾患…大脳それ自体か，あるいはその周辺部に病変があるために起こる疾患で，急性期には意識障害が基本にあり，慢性化すると痴呆が現れる。脳炎，髄膜炎，脳腫瘍，症候性てんかん，梅毒性の進行麻痺など。
　　ロ．症状精神病…糖尿病などの全身性の身体疾患の影響を脳が受けて起こるもので，意識障害が基本にあり，幻覚・妄想などの症状がそれに伴う。
　　ハ．老年性疾患…脳の老化に伴う疾患で痴呆を伴い，「老年痴呆」として一括される。脳自体が変性を起こして萎縮するアルツハイマー型と，脳血管が動脈硬化性の変化をきたして血流量が低下し，酸欠状態になるために起こる脳血管性とがある。
　　ニ．中毒性精神病…アルコール，薬物等の薬理作用によって起こるもの。

b. 心因性疾患

　心理的な原因によって幻覚・妄想・意識混濁などの精神病様症状を示すもので，刑務所などに長い間拘禁された結果おこる拘禁性精神病，祈祷などの宗教的体験から起こる祈祷性精神病，一人が症状を見せるとそれが伝染したように親しい者の間で波及する感応精神病などがある。

c. 内因性疾患

　　イ．精神分裂病…精神病の中で最も数が多く，大体130人に一人ぐらい（0.75％）発病するとされ，この割合は国家・民族を越えてほぼ同じであるという。遺伝性はあるものの劣性遺伝であり，家系的に発病者がいなくても発病することがあるので発病の決め手とはならない。早ければ10代，遅くても30歳ぐらいまでに発病する。

　　　症状は近頃は陽性症状（幻覚，妄想，興奮など）と陰性症状（感情の鈍麻，自発性減退など）とに分けて考えられている。思考面での障害や自我意識障害（させられ体験，二重身）なども特徴的な症状である。

　　　病型として10代から始まり，陰性症状が主でだんだんそれが固定化・進行していくタイプ（破瓜型または解体型），激しい興奮（精神運動興奮）や，全く逆の昏迷を起こすタイプ（緊張型），妄想を主体としてやや遅く始まるタイプ（妄想型）に分類される。

　　　治療によって症状がとれ，健康人にまじって勤労できる者，ある程度制限つきの環境や家庭で適応できる者，入退院を繰り返す者の割合が大体1：1：1であるといわれる。

　　ロ．躁うつ病（感情病）…感情，とくに気分が障害される疾患で病的に爽快な気分に支配されて活動的，拡大的になる躁状態と，その裏返しのような病的に沈うつな気分に支配されて非活動的，縮小的となるうつ状態とが現れる。どちらか一方の状態だけが現れるものを単極性，両方が交互に現れるものを双極性という。数の上では単極性のうつ病が最も多く，双極

ハ．てんかん性精神病…脳の電気的活動の異常のために発作を起こす疾患が「てんかん」であるが，この中で幻覚や精神運動興奮などの精神病様症状を起こすものをいう。「てんかん」そのものは近年小児科，神経内科，脳神経外科での治療を受けるケースが多くなり，身体疾患としての様相が強くなってきた。

③人格障害

法律では「精神病質」という用語が使われているが，学問的には否定されている。これに近い概念として「人格障害」があげられるが，これは性格面での偏りが強く，それによって本人自身が悩んだり，問題を起こしたりするものをいう。

分類はいろいろあるが，最近よく用いられている DSM-IV（53頁参照）の分類を挙げると次のようになる。

DSM-IV の「人格障害」の項（要約）
〔A群〕
  1. 妄想性障害：邪推しやすい，対人不信，侮蔑に敏感
  2. 分裂病質：他人の感情への無関心，交際範囲の狭さ，孤立
  3. 分裂病型：オカルト的思考，極端な社会不安，孤立
〔B群〕
  4. 反社会性：生来的な規則破り，義務感，持続性の欠如
  5. 境界性：衝動性，感情易変，孤独への異常な嫌悪，自傷行為
  6. 演技性：過度の演技性，虚栄的，自己中心的，強烈な行動
  7. 自己愛性：自己の業績・才能の誇張，権力や才気への憧憬
〔C群〕
  8. 回避性：無条件の許容の要求，非難への恐怖，低い自尊心
  9. 依存性：独立機能一切の回避，自己卑下，自信欠乏
 10. 強迫性：形式的，自己流の強要，完全主義，仕事への献身
 11. 特定不能型：以上に特定されないか，他の分類のもの

こうした傾向そのものは誰にも多少あるものだが，ときにはこれら各型の「亜型」といえるような場合もあり，こういうタイプの人は職場には往々にしてよく見かけられるものである。当然対人関係の上で問題を起こすことがある。著者流にその「亜型」を分類すると次のようになる。

1. いつも孤立していて，非社交的であり，会話も少ないので周囲から何を考えているのかよく判らないといわれている。
2. 何かにつけてひがみっぽく，自分がのけものにされているように考えている。
3. やることが派手で，目立ちたがり，オーバーな表現をするので周囲からは鼻もちならないといわれている。
4. 常に自分への関心を集めていないと機嫌が悪い。そのためには嘘もつく。
5. ルールを簡単に踏み破る。罰が加えられてもあまり懲りることがない。
6. 短気で衝動的，すぐ頭へきて，簡単に「キレル」
7. いつも人に責任を押しつけ，自分が責任を負わないように立ち回っている。
8. 他人をあてにし，自分から決断を下すことがおよそない。
9. 自分流に仕事の手順を決めて，それに従わないことを嫌う。合理性に欠ける。
10. きまりに反抗し，従っているフリをしては手を抜き，わざとノロノロ仕事をして時間かせぎをするのが得意。

これらに該当する人は長い時間をかけて観察していればおのずと判るもので，職場に長くいるうちにある種の「有名人」となることが多い。

⇨この項で併読・参考にするとよい本の紹介
「困った人たち」の精神分析，小此木啓吾著，大和書房刊，1996
〔コメント〕日本の精神分析医の中でトップクラスの著者が書いた一般向けの「問題人の分析と対策」。

第3章　医療者・患者・家族

I. 患者と医療者の関係

1. 転移の問題

　患者が医療機関の門を叩くと，そのときから患者とそれにかかわる医療者との間に人間関係が生まれる。タテマエはともかく，実はこの人間関係をつくるのにどちらの側にも選択権がない。医師については他の医師その他から紹介状があって，とくにこの先生にという「ご指名」があれば別だが，そのような場合を除けば初診室で担当医との出会いがありそのときについている外来勤務の看護婦ともまた出会いがある。
　こうしてそこから「治療関係」という人間関係が始まる。診察に入る前に，双方が顔を合わせる。このときに第一印象が双方に与えられる。患者の側から見た診察医はどんなイメージであるのか。
　やさしい顔かこわい顔か，肥った体か痩せた体か，眼鏡をかけているかいないか…そんな身体的特徴がまず目に入る。これだけの情報だけでは，本当はまだその医師の技量や考え方，患者への接し方などは判断できないのだが，第一印象からおそらくは過去に出会いのあった誰かに似ていないかを考えることだろう。

①陽性転移と陰性転移

　「あ，○○さんに似ている！」それが誰に似ているかが問題である。その○○さんが好意的な人物だったとしたら，多分この先生も○○さんと同じように好意的に接してくれるだろうと勝手に考えたりもする。肉体的特徴やしぐさだけがこのようなイメージを作るとは限らない。顔や

しぐさが似ていなくても医師なら医師という過去に出会った同じ職業であること自体がイメージづくりに加担することがある。

　それが逆にその○○さんが意地悪だったとすれば大変だ。えぇーっ，あの○○さん？ウッソォー！というわけで，先生のやることなすこと，一挙手一投足が気になってしまう。患者側にこのような感情が生まれることを精神分析では「転移」と呼ぶ。転移には2種類あって，好意的な○○さんなら「陽性転移」，意地悪な○○さんなら「陰性転移」という。普通なら陽性転移が起こった方が治療がうまくいきやすい。何しろ患者の側が安心し，好意的な態度を示すからである。陰性転移の場合はその逆だから，治療がはかどり難いことになるわけである。

　ところが必ずしもそううまくいくとは限らない。陽性転移が過剰になると「過ぎたるは及ばざるが如し」で，好意的でありすぎるために四六時中その相手の医師を追いかけまわすようになる。医師の側だって大勢の患者を相手にしているのであり，一人の患者にだけ時間を割くわけにはいかない。患者の性格が依存性の高い性格であったり，自分の感情を十分統制できるほど成熟していなかったりすると，この「追っかけ」は強いものとなり，時間外に自宅へ電話されたりして，大迷惑を被ることにもなる。ほどほどの距離を保とうとしてかかると，「先生は冷たい」とか「もういうことを聞かないから」などとダダをこねたりするようになり，結果的には通常の陰性転移より始末の悪い結果にもなる。

②逆転移

　逆に初めの出会いでの医療者側のイメージはどうであろうか。本来医療者としては患者に対して特別の感情を抱くことはタブーなのである。それは当然で，医療者側が特別の感情をもってしまったら患者によって待遇が異なることになり，公平を旨とする医療は成り立たなくなってしまう。だが，そこは医療者も人間である。表には出さないが，こころの中では患者がもったようなイメージをもつのである。

　「あ，○○さんに似てる！」が，「あの○○さんなら，こちらの言うことを聞いてすぐよくなり，とても感謝してくれた。だからこんどもき

っとうまくいく」となるか，それとも「えぇーっ，あの○○さん？冗談じゃないわ。さんざん勝手なことばかりいって，先生のいうことを聞かないで，まだ早いっていうのにさっさと退院してしまって…。無理したものだから，手術の傷がまた開いてしまって大騒ぎになったのだわ。きっとこの人も難物なんだわ」となるか…。こうした逆向きの転移を「逆転移」という。この逆転移についての諸説から，治療者としての態度に関係することを挙げると，次のようになる。

a. 患者の体験，あるいはその無意識の中にあるものと自分のそれを同一視して，患者に過度に同情したり，入れ込んでしまったりするようになる（補足型・融和型同一視）。
b. 上司や同僚に対して自分の実績を認めてもらいたいために，患者を利用しようとしてかかる（間接的逆転移）。
c. 影響を受けた指導者の態度を知らず知らずのうちに取り入れて，それを患者にあてはめようとしてかかる。
d. 本当は患者の信用・信頼は治療者にではなく，その施設に対してであったことが判ったとき，失望感が生まれる（施設に対する逆転移）。
e. 治療者自身の身体的不調や悩みごとのために，いわゆる「のらない」状態があり，それが患者側には拒否的な態度と受け取られること（生態的逆転移）。
f. 治療者自身のもつ治療的態度と患者との相性がうまくかみ合わない（様式的逆転移）。

この中でとくに重要なものはaで，患者への同一視がとくに強く出ることである。仕事に自信をもち，努力して自分の能力を向上させようとひたむきに考えている人ほどそうなりやすい。これに加えてbやcの要素がからんできて，「私でなきゃ…」式の自負でかかったときに，それが裏目に出る危険性がある。無闇に突っ込んでいって，相手との適切な距離がとれなくなって自分の位置を見失うというケースになる。ちょうどこれは溺れる人に正面から接近したために，しがみつかれてしまって身動きのとれなくなった救助者と同じである。そしてこれがどうかすると「燃えつき症候群」（205頁）に結びつくことになる。

逆転移が陰性の形で出た場合には，医療者の観察の目が患者に対して警戒的に向けられたりすることがある。人はときに無意味な行動をとっていることがあるのであるが，警戒的な目で見るとそれが何か意味をもっているように見えるという誤解も生じやすくなる。それがときには「偏見」へと発展することにもなる。もちろんこれらの感情の動きはその後の展開によって変化するものであって，初めにもったイメージの修正が行われることも決して稀ではないから，それを流動的に考えていくのが正しいことはいうまでもない。

II. 入院の意味

1. 入院の要件

「入院」ということは治療手段の一部であり，通常は医師にその裁量権があると考えられている。普通どんな場合に医師として入院を勧めるかというと，大体次のような要件があると考えられる。原則的には通院治療では困難な場合であることは共通している。

①大規模な手術その他疾病に対して集中的な，あるいは内容的に濃厚な治療を行う必要がある場合（最も一般的な治療目的入院）
②集中して検査を行う必要がある場合（検査目的入院）
③家庭では介護・看護が著しく困難な場合（小児疾患，老年疾患，精神疾患の場合）

2. 入院生活への反応

こうした要件は一般の人にも理解できるはずであるが，突然入院を勧められた当人にしてみれば，医師から入院を勧められたという事実から受ける印象はまた異なることが多いようである。その第1は「入院しなくてはならないほど，自分の病状は悪いのか」という疑問である。これは「入院は重症の人がするもの，通院は軽症の人がするもの」という考えがその下敷きにあるからと考えられる。これは一面真実ではある

が，すべての入院のケースを網羅するものでないことは1の①～③のケースがあることから明らかである。疾患の種類と病状によっては，軽症であっても集中的に内容の濃厚な治療手段を行使した方が治りが早いから，という理由もあり得よう。

　第2は入院とは必ずしも本人にとって楽なことではないということである。一日寝ていることは傍目からは楽なことのように見えても，例え高額な差額を支払って個室に入れたとしても，当人にとっては決して快適とはいえない部分がある。勿論それは入院を勧められた当人の性格の問題もあり，中にはつとめて楽観的に考えようとしてかかる人もおり，またさまざまな苦痛に対して我慢強い人もいるのではあるが，すべての人にそうあれと説くのはきわめて困難なことと思われる。入院が快適でないとする理由を挙げてみると

①初めての入院経験であれば何もかもが初体験となるので，不安になりやすい。
②一日の生活の仕方が医療側によって管理され，個人的な嗜好や事情は制限を受けるようになること。例えば9時という，普段したことのない時間に就眠を強制されることや喫煙が制限されたり，禁止されたりすることなど。
③検査・手術等，何らかの形で苦痛を強いられたり，恐怖を感じたりすることが伴うこと。またそれら手技の失敗も予想され，それに対する不安もあること。
④同室の他の患者との人間関係が新たに生じ，ときにはそれがトラブルとなってわずらわしい経験をさせられること。
⑤不眠，食欲不振，便秘といった，当人にとっては不快な，それでいて医療側ではあまり問題にされないような症状が出やすくなること。
⑥プライバシーが守られにくく，隠しておきたいことも治療者やその他の人によって知られてしまうことに伴う不快感が生じやすいこと。
⑦⑥に関連して，排泄物の始末を他人の手に委ねることを潔しとしない人は少なくない。そういう人は「入院しているのだから仕方ない」とは決して考えようとせず，またそう言われることが却って苦痛となる

こと。
⑧入院によって仕事に穴があいて会社に損失を与えたり，上司や同僚に多大の迷惑をかけるばかりか，自分の業績も落ちることへの不安，復帰後にその分の補償をすることへの気の重さ，会社からの評価の下落への不安が生じること。
⑨親戚や知人の見舞いを受けることで，自分の病み患った姿を晒すことになるのが耐えられないこと。
⑩自分でも休養し，安静を保ちたいと考えていても検査・治療のスケジュールに追われたり，病室の構造，とくに「大部屋」の場合には同室患者の状態による影響を受けてしまって，必ずしもそれが保たれない場合があること。

などが考えられる。とくに自覚症状に乏しい肝臓疾患や，糖尿病などの場合にはこうした入院への抵抗感が強く出やすいし，自分が病気であるという認識（病識という）に欠ける老年疾患や精神疾患では，入院することへの強い拒否反応が出るのも当然である。サラリーマンで第一線に立って働いているような場合には，とりわけ上記の⑧の問題は他の問題に上乗せされることになる。「会社」を「家庭」，「上司・同僚」を「家族」に置き換えれば，まだ子供の小さい専業主婦にもあてはまる。

また社会的な地位をもっていたりする場合，それはどのような世界でも通用すると考えている場合が少なくなく，それにふさわしい待遇を求める態度をあからさまに示してくることもある。そのような患者の場合には多分上記の②がもたらす不快感は，そうでない人と比べれば当然ながら大きくなる。

その他入院に伴う医療費の負担，場合によっては入院することによって欠損する収入の問題，その補填のために働きに出なければならない家族が必要といった経済問題も加担することがあって，無視できない。

第3に，上記のような状況が起こっても，入院させられている側としては簡単にそれは解決できないので，欲求不満状態が起こる。その「乗り越え」術は16頁に述べたような方法があり，どれをとるかはその個人の性格に由来することが多いが，その反応の出方によっては医療

者を悩ませる存在となる。
　ときにはいろいろ検査をしながらも原因が不明という場合，これが疑惑のたねになりやすい。実際疾患には原因不明のものも数多くあり，原因不明でも治療法があるもの（例えばガン，精神分裂病や躁うつ病）もあれば，逆に原因がはっきりしていても有効な治療がしにくい（例えばO-157の感染症）ものもあるのだが，一般人は「原因不明」＝「治療法がない」と直結的に考えやすい。それが不安を呼ぶことになり，ときとして絶望感にも結びつく。「原因不明」ということは必ずしも「治療法がない」ということを意味するものでないことを十分に説明する必要がある。

余　談　「…の不養生」とはいうが，著者はこれまで3回の入院を経験させられた。1回目は高校生のときで山で墜落事故を起こし，両足を折って1カ月の入院をさせられた。両足の骨折のためトイレへ行くこともできなかったのが何より辛かった。当時はまだテレビはなく，トランジスタ・ラジオすらない時代だったから1日がとても長かった。2回目は45歳のときで胃潰瘍で1カ月入院した。このときは見舞客が始終あって，昼間眠いときにも起こされて参った。それに病室のベッドの上で当時熱中していた籐細工を許可されなかった（理由は今でも納得していない）のも辛かった。3回目は59歳のときで駅の階段から落下して右肩を折り，歯もガタガタになって同じく1カ月入院した。この時は前2回と違って歩くことには何の制限もなかったが，年度末の多忙な時期で仕事に穴を開ける結果となったのが何よりじれったかった。だから入院している人の辛さは十分判るつもりでいる。

3．入院後の態度の変化
①入院したことが直ちに病状が重いと信じ込んでいれば，しばらくは現状を否認しようとしてかかる。検査等についてもあまり協力的でないが，現状否認の根拠を求めようとして逆に協力的になることもある。
②制限されやすい環境と疾患をもったことへの不満を転位して，医療ス

タッフに対して攻撃的となり、いろいろな指示に対しても反抗したりする。
③患者は期待感をもって医療を求めるのであるから、結果的にその期待感が満たされなければ、当然欲求不満の状態になる。その辺で医療スタッフ側の治療方針と食い違いを起こす。手術等への不安を解消させるつもりで過剰な期待感をもたせると、往々にしてそのような結果を生ずることになる。
④家族との関係もさまざまである。必ずしも患者と家族の関係がうまくいっている例ばかりもない。家庭で患者が厄介者扱いされているケースや、入院前にトラブルを起こしたケースではなかなか退院したがらない例も出てくる。とくに老人の場合にはそのようなことが起きやすい。

こうした問題の対処策としては、ただやたらと病棟管理上の理由から規制を加えることだけが能ではなく、努めて患者のQOL (Quality of Life,「生活の質」, 188頁) を向上させることである。

III. 疾患別による患者の心情特性

病院の各科を受診する患者にはそれぞれの科なりの心情的特性がある。同じ疾患であっても、そのとらえ方は患者によって差があって決して一様ではない。支え、理解するにしてもそこに個別性があることを知っておかなければならないが、それぞれの一般的特徴をあげてみると次のようになる。

1. 内科・外科の患者
①循環器系疾患の場合
心疾患、とくに狭心症や心筋梗塞の場合には患者は激烈な胸痛を経験していることが多い。とりわけ狭心症の場合の胸痛はよく「悪魔に心臓を握られる」といわれるほどのもので、このまま死ぬのではないかとい

う恐怖を伴う。この経験はまたあんな発作が襲ってきたらどうしようという予期不安を呼ぶことになるので，不安は非常に強いものがある。

② 呼吸器疾患の場合
喘息の場合には呼吸できない，とくに吸気が思うようにできないことが窒息への恐怖にむすびつきやすい。これも当然ながら強い不安のもとになる。

③ 消化器疾患の場合
胆石などによる疝痛発作の場合にはやはり不安が強くなる。胃潰瘍などでは食事制限が加えられることが患者にとって苦痛になりやすい（とくに手術後）。

④ 手術を受ける患者
術前の不安や不眠は当然強いが，痛みがあったりするとそれを早くとり除いてほしいという気持ちから，手術を受ける事自体への不安はむしろ少ない。しかし手術の成功の見込みについての不安は残る。術後は回復までの間の安静保持や食事制限，さまざまな処置などからくる不自由さの苦痛が残るが，それは大体日増しに軽快する。しかし回復が順調でないと感ずるとガンを疑ったりして緊張感が強まり，不安が強くなる。

⑤ 慢性疾患の場合
入院期間が長いことからくる退屈感，絶望感などが錯綜する。ときには食事等の制限もあって，どうしても抑うつ的になる。

⑥ ICU症候群
ICUやCCUといった集中治療室へ収容された患者は意識が戻ると拘束され，さまざまな管が体につけられ，医師や看護者があわただしく出入りする窓のない部屋にいることに気づく。そのこと自体がショックであり，隔離された環境のため不安が大きくなる。治療から受ける物理

的・化学的侵襲に加えて，そうした心理的要因からさまざまな精神症状をみせることがあり，これを ICU 症候群という。

2. 泌尿器科・婦人科の患者
何より疾患の場所を他人に晒すこと自体に抵抗がある。医療者に対しても屈辱感をもちやすい。

3. 産科の患者
分娩は心身両面にわたる大きな負担を伴うことから，産後の精神変調が起きやすい。これが産褥期精神障害で，いわゆるマタニティー・ブルーの兆候が見られる場合には注意が要る。

4. 皮膚科・形成外科の患者
患部が他人の目に見えるということが気にされやすい。形成手術を受けたあとはとくに外観上どこまで回復できたかという点に最大の関心が寄せられる。客観的にはうまくいった例でも自分が思ったようにならなかったということに不満をもったりする例は決して稀ではない。「この点さえ整形できれば…」といった形で結果に過剰な期待をもっている例にはときとして醜形恐怖と精神科で呼ぶものがある。

5. 眼科の患者
人間にとって視力は最大の情報源であることから，治療によって見えるようになるかどうかは最大の関心事になる。

6. 耳鼻咽喉科の患者
術後が問題で，顔面神経マヒのような後遺症が残った場合に問題が起こりやすい。

7. 整形外科の患者
外傷の患者はとくに牽引やギプス固定などによって著しい運動制限を

受けることが苦痛となりやすい。また機能がどこまで回復できるかが関心事となる。損傷が大きく，機能の回復も原状までは難しいとなると抑うつ的になり，リハビリにもあまり意欲的でなくなる場合もある。中高年者で大腿骨頸部骨折の患者は術後往々にして夜間せん妄を起こすことがある。

8. 小児科の患者

患児自身より母親の態度，疾患の理解度やとらえ方がいろいろな形で関係してくる。患児の方がむしろ聞きわけがよいのに，母親の方が疾患への理解が十分でなく，治療にあまり協力的でない態度をとることもある。

9. 装具装着の患者

整形外科での義手，義足，歯科の義歯などの装具は設計上完全にフィットしていると思われても，この感覚はきわめて微妙なもので，装着する側が違和感をもつことがある。

10. 歯科の患者

歯科の場合は痛みがかなり激しいものであること，治療に際して機械音が大きく，それが条件反射的に痛みを増強させること，治療者の顔が大きくのしかかってくる感じのために恐怖感が生まれやすいことなどがある。

IV. 家　　族

1. 家族のさまざま

一口に「家族」といってもその構成はさまざまである。家族の最小単位は夫婦二人だけであるが，これも結婚してまだ子供がいない場合もあれば，結婚後何年か経っていても子供に恵まれない場合もあるし，子供

達が皆独立していって，老夫婦だけになったという場合もある。
　一方複数の子供に父母，さらにその祖父母と三世代に及ぶ大家族もあり，そうした構成員の数が増えていけばその中での各構成員の間の関係（家族間ダイナミクス）もまたいろいろな形をとることになる。その中で誰が最も主導権を持っているかについてもまちまちである。
　その中での患者がどんな位置にあるのか，主導権を持っている構成員との関係はどうなっているかという関係のあり方が患者の病状を左右することにもなる。医療者としては患者と家族の関係をよく掌握し，治療の上でのよき協力者となってくれるように接しなければならない。

2．家族と医療者
　小児科や精神科，老人科の患者の場合には家族の中でも患者自身ととくに関係の深い人が，ときによっては患者自身に代わって判断を下す立場となることがあるので，医療者との関係もより緊密にしなければならない。
　しかしそれほど重要な家族ではあるが，疾患に対する理解の程はさまざまである。正しく理解をしている場合ばかりではない。知識の少ないことはまだしも，予断や偏見をもっていたり，性格に偏りがあったり，医療者に対して好意的でなかったりする場合もある。こうしたタイプの家族を協力者にするには時間も手間もかかるが，一度に解決を図ろうとせずに患者の問題点を一つ一つ解決していく中で，少しづつはたらきかけをしていくことが必要である。

3．患者と家族
　家族は患者にとって本来最も親しい関係であるはずであるが，その関係は前述したようにさまざまであって，必ずこうあるべきだということは通らない場合がある。その辺のことは家族がどの程度面会に来るかということが一つの指標になる。精神科や老人科の場合には，入院のときには付き添ってきていてもその後は殆ど面会がなく，いわば態よく厄介払いされているのではないかと考えられる場合がある。勿論そのような

背景にもさまざまなものがあり，患者が入院前にいろいろと問題を起こして家族がそのことで再三悩まされたようなことがあれば，家族のそうした態度にも無理からぬものがある場合もあるので一概に非難はできない。

　家族の患者に対する態度が統一されていない場合もある。老年患者，ことに患者が姑である場合にはよく見られることで息子は自分の母である患者の入院に反対していたのに，その嫁が入院に積極的で最終的に嫁が意見を押し通したなどというケースでは，医療者に対する態度も異なるということになる。同じようなことが子供の患者のケースで両親の意見対立がある場合にも見られる（多くの場合息子や父が仕事に没入して家庭を顧みず，嫁や母に任せきりにしていて事情に疎いため）。こうした不統一は医療者にとっては大変困った問題になるが，これはそもそもその一家の内部問題の延長であるから，患者の治療をとにかく第一に考えてむやみな介入は避け，中立的態度で接していくのが無難である。

　今述べたような家庭の内部問題を露呈させている例は，深い事情はともかくとして何らかの形で家庭の内部に問題があり，それがどれほどの程度かで患者の病状に関係をもっていそうだという見当がつく。しかし一方では何となく事情がありそうに見えていながら，当事者が主として体面のためか事情を話すことを避けている場合もある。どんな体面にこだわっているのかは家庭によってさまざまであろうが，これに対しては先方が医療者側を信用して打ち明けてくれるまで，そっとしておく他はない。

4. 最後の味方としての家族

　臨死患者や慢性患者の場合，何といっても患者にとっての味方は家族だということに帰結する。もともと人類は家族を単位として生活する動物なのであるから，それまでのいろいろな経過があったにしても，家族が傍にいることが一番安心できるのである。

　ただ長い経過の中では家族にも看病疲れという問題が生じてくるから，その精神状態も常に平静というわけにはいかない。なかなか退院で

きない，経過が思わしくない，もう駄目なのではないかといったことへのいらだちがあるとき，ときには他へ向けることのできない怒りの形で患者の感情は家族へ向けられる。看病疲れもしている家族はその上にそうした患者の感情もぶつけられるのだから，たまったものではない。そうした状態のときには家族に対しても共感姿勢を示し，よく話を聞いてやって心からの支持を与えるようにしなければならない。但しこれは一方的に家族に味方して患者を叱責したり，非難したりすることではない。

⇨この章で併読・参考にするとよい本の紹介

1. 日本人の病気観，―象徴人類学的考察―，大貫恵美子著，岩波書店刊，1985

〔コメント〕医療人類学の立場から見た日本の医療の考察。医療者側からではない視点がよく見えてくる。

2. 入院患者の心理，医療の人間学2，河野友信編，講談社刊，1993

〔コメント〕事例を中心に，さまざまな入院患者の心理について分担で書かれている。

3. 患者の心理，堀見太郎原著・金子仁郎著，金原出版刊，1959

〔コメント〕1951年初版の，この方面の書としては古典であるが，かなり詳細に書かれており，今日でも大いに参考になる。

第4章　ヤマイの歴史

　ヤマイ（疾病・病気）は人類の歴史とともに始まったものであるが，どの時代にどんな疾患が大量発生したか，その社会的影響はどのようなものであったかについては歴史書が伝えている。ここではそうした歴史的な事実をただ列挙するのでなく，それを一般民衆がどう考えていったか，そしてそのことが現代を生きる庶民にどのような形で継承されていくことになったかを中心に考えてみたい。

I. 古　代

1．エヤミの発生
　有効な対処の方法をもたなかった昔はヤマイは大変な難事であった。とくに流行性のものが大きな社会問題化することは，さきごろのO-157の流行事件を思い出せばよく理解できよう。この流行性の疾患がわが国の歴史の上に登場したのは崇神天皇の時代（97BC～30BC）の時代といわれ，多くの国民が流行病で死んだので天皇自らがケガレをとるために斎戒沐浴（さいかいもくよく）し，神々を祭ったと日本書紀の記述にある。このような流行病は「疫病（エヤミ）」とよばれた（この文字をヤクビョウと読むようになったのは鎌倉時代以降という）。
　この崇神天皇時代の疫病の原因について，日本書紀はオオモノヌシノミコト（別名を大国主命，正月の七福神の一神・大黒天）が天皇の夢枕に現れて自分の意思で流行させたと宣言したと伝えている。後には福の神とされるこの神が自らの意思で疫病を流行させたということはまこと

に不思議に思えるが，古代の神は二面性をもっていたようで必ずしも人に恩恵だけを授ける存在ではなく，ときには災害を与えることもあった。それは自然の姿そのものの形であったからなのであろう（その背景にはオオモノヌシは出雲族の支配者であるので，出雲族と天皇家の対立抗争があったという点もある）。

　この神のしわざに対して人が行うべきことはひたすら神を怒らせないように，神を楽しませることであった。神前で奏でられる音楽を「神楽（かぐら）」と呼ぶ意味もそこにある。マツリという行事はまさしくそれであり，これは各地でその地の守り神に対して定期的に行われるようになったものが今日でも年中行事となっている。そしてそのマツリを行うのは人々を統率する地位にいる人の役目であった。マツリゴトが「政治」という文字の訓読みになったのはそのような事情による。

　エヤミがどのような疾患であったのかははっきりしないが，その後の歴史を下るにつれてこの中にはいろいろな疾患が含まれていると推測されるようになる。例えばインフルエンザも記録の上からは貞観4年（862），「三代実録」の記述にあるものが最初であろうと推察されている（富士川游「日本疾病史」）。流行性の疾患はその後何回も起こっていてほんの百五十年前位までは予防策もなく，ひたすら厄のがれとして伝えられた祈祷だけが頼みの綱であった。

2．ケガレの排除

　この疾患の流行性という性質は家の外と内という境界をはっきりさせるという考え方を生んだ。すなわち「外は汚い」「内はきれい」なのであり，ヤマイは「汚い」外からもたらされる，という思想である。これは個々の家だけのことではなく，当時の「社会」すなわち一つの村落でも同じであった。そこでの原住民以外のヨソモノはどうかすれば疫病をもたらす原因となる存在なのかも知れないから，常に警戒の対象となる。日本の社会の閉鎖性ということが国際化にむけてのいろいろな障害になっているとの指摘が近年なされているけれども，その原点はこの辺にあるものと考えられる。

疫病の流行に対して崇神天皇は斎戒沐浴をして神を祭ったという。ケガレがあることは神に対する最大の非礼・冒瀆である。この斎戒沐浴ということはそのケガレを洗い落とすという，神に対する敬けんな態度を示すものとして儀式の上では重要視される。これは歴史が下ってもさまざまな場面で行われるようになった。例えば刀鍛冶が名刀を鍛えあげるときには必ずこの斎戒沐浴を行うべきものとされた。このような儀式は日本ばかりでなくインドでもガンジス川での沐浴が今日でも行われるように日本独自とはいえないが，水が豊富といわれる日本では簡単に行える儀式である。ミソギという語は沐浴と同じ意味であるが，近頃はそれを行うことで罪を免れるという意味に使われるようになっているようであり，何らかの形で刑事犯罪に問われた政治家が選挙で当選することで「ミソギが済んだ」などと広言する場面がみられることがある。

　よく日本人は風呂好きだといわれるが，その源はここにあるのであり，これによってケガレを去るということが神とは少し無縁になってきた現代日本人の無意識の底にあるのではないかと考える。この入浴についても，例えばカゼのときに入浴してもよいかどうかは未だに診療の場で聞かれることが少なくない。これは純医学的意味ばかりでなく，地方ではこうした習慣上の問題，すなわちケガレを落とすための沐浴をしてもよい状態なのかどうかの問題から来ている場合もあることは知っておくべきであろう。

　余　談　日本に豊富な温泉に入るという習慣もこの延長でとらえられる。愛媛県の道後（どうご）温泉には神功皇后（？〜269）が入湯した記録があるというし，兵庫県の有馬温泉にも歴代天皇の入湯の記録があるという。また多くの温泉に傷を受けた動物が入湯してそれを治したことから，温泉の効能が知られるようになったという伝説がある（例：長野県・鹿教湯温泉）。その後入湯は療法としての意味をもつようになっていった。戦国時代の武将武田信玄（1521〜1573）は現在の山梨県下のいくつかの温泉（例：下部〔しもべ〕温泉）をその傘下の傷病兵の治療に活用したと伝えられ，「信玄の隠し湯」という呼び名がつけられている。江戸時代になると群

馬県の草津温泉は梅毒疹に有効と喧伝され，多くの患者が治療のために訪れるようになった。温熱以外の含有成分による温泉浴の効能はこのような経験的事実の形で庶民の間に認められるようになっていった。「湯治」という用語が一般化して農村での農閑期には炊事道具持参で温泉に出掛けるという習慣もこの頃から確立し，東北地方の温泉にはなおその名残がみられる（例：青森県酸ヶ湯温泉，秋田県玉川温泉）。

ケガレを最初に経験したのはイザナギノミコトであった。日本の国を作った神と神話の世界でいわれる神である。その妻のイザナミノミコトを失った彼は妻のあとを追ってヨミの国（「黄泉の国」と書く。死んだ者が行くところとされている）へ行った。そこでイザナギはイザナミの醜く変わった姿を見る。その死体に触れたイザナギはケガレを受けることになった。そのケガレを洗い流す儀式からその後の神々が生まれたとされている。

死体はまさにケガレの最たるものであるとされたこのことから，日本人には死を忌み嫌い，死体をケガレたものと考えるようになったとされる。今日でも葬儀に出席した場合に会葬の礼状と共に「お清め」の塩の袋を渡され，帰宅したときにそれを衣服にふりかけてケガレを去るという風習が現存している。火葬場で死体を取り扱うことを業とする人（昔は「隠亡（おんぼう）」などと呼ばれていた）や，葬儀をとり行うことを業とする人までが，どちらかというと社会的にはあまり高い位置には置かれていなかったのもこんな理由による。死ということは生きている存在からそのようなケガレの源泉へと変化するのであるから，「縁起が悪い」「縁起でもない」ことであり，それを口にすることすら嫌われてきた。死人の枕元に箸を立てた米飯を盛ったのを置くということから，食事の際に飯に箸を立てることは禁じられ，火葬場で骨を拾うときに箸から箸へ渡すことから，食事の際に箸から箸へ渡すことが禁じられたりする。死というものに対するこのようなケガレ意識はそれだけの長さの歴史を負っているのであり，脳死や臓器移植の問題になかなかすっきりとした解決が出されない結果を呼んでいる（191項参照）。

ケガレのもとになるものとして排泄物もその一つとされていた。排泄を行う場所を今はトイレと呼ぶのが普通になったが，以前はゴフジョウ，ハバカリという語があって今でも年配者はそう呼ぶことがある。フジョウとは不浄，すなわちきれいではないという意味であり，ハバカリとは「憚る（はばかる＝遠慮する，慎むの意味）」から出た語であり，こういう呼び方はまさしくケガレの意識のあらわれである。こうした関係から排泄やトイレにこだわる人は少なくない。体の不自由さがあるためにトイレに行けない人がベッドで差し込み便器を使わざるを得ない状況になったり，あるいはオムツの使用を余儀なくされることがどれほどの恥辱感をもつのも当然の心情として理解してやらなければなるまい。

血液もまたケガレのもとであった。出血を伴うこと，すなわち分娩や月経もその延長としてケガレとされた。イエで分娩する場合でもウブヤ（産屋）という別室を設ける風習が各地にあり，また月経の期間中はその行動の制限が行われた。分娩も月経も女性であるが故の現象であるから，女性であること自体が不浄とされて宗教上のいろいろな場所への立ち入りや祭りへの参加が禁止される例（女人禁制）は多かった。

ケガレを嫌う風習は子供の時代から教えられる。幼児語で「バッチイ」は行為にたいする禁止語のかたちで現在でもよく用いられている。「エンガチョ」は東京の下町の子供の間で何か不潔とされるものに触れた場合に，その触れた子供との縁を切る（といってもまたすぐ復縁できるのだが）宣言のときの用語として存在していた。この「エンガチョ」が死語となった現在でも，小・中学校あたりでは「バイキン」という呼称でいじめの対象者を疎外することがよく行われている。そういう疎外への恐怖が生んだものか，最近は抗菌作用のある商品がよく売れるという現象さえ生んでいる。

手を洗うという習慣も，最近では衛生学的な意味から奨励される習慣であるが，もともとケガレを去るという意味では古くから行われていたものであった。いわば古来からの習慣が近代医学によってその有効性を裏打されたような形になったが，神社に参拝するときには，手洗い所で手と口を清めることを先に行うことが求められることは，今日でも続い

ている。手を頻回に洗う強迫神経症（不潔恐怖）も，無意識の中に手を洗うことで何らかの罪悪感から逃れようというこころの動きがはたらいていることも考えられる。

II. 大陸からの影響

　飛鳥時代に仏教が伝来したことも，あるいは多くの帰化人がやってきたことも外来の疾患が渡来したことに関係する。仏教伝来をめぐって物部氏と蘇我氏との対立があったことは歴史的な事実であるが，仏教を否定した側には仏罰が，肯定した側には本邦の神罰が下って双方の指導者に疫病が起こったとされ，その疫病は痘瘡（天然痘）であったと考えられるが，これはその後10世紀末期に流行して以後種痘が実施されるようになるまで「疱瘡（ほうそう）」として恐れられるようになる。

　大陸からの文物の伝来の中に漢方医学がある。「漢方」という語は古代中国で集大成された医術の総称で，鍼や灸もこの中に入る。漢方薬は紀元前1600年頃の神農（しんのう）に託された「神農本草経（ほんそうけい）」や800年頃の黄帝（こうてい）に託された「黄帝内経（だいけい）」といった，経験に裏打された薬草などの薬効，適応などの記述が源となっているものであるが，2〜3世紀に張仲景（150〜219?）が「傷寒論（しょうかんろん）」を著して集大成した。本邦へ輸入された漢方医学は平安時代に丹波康頼（912〜995）によってわが国最初の医書「医心方（いしんほう）」として認識され，その後の経験の追加などによって室町時代ごろには日本の医学の主流となった。この時期に渡来したマメ科の甘草（カンゾウ）やチョウセンニンジンは漢方薬の重要な成分となった。

　日本流の漢方医学の考え方を要約すると，疾患はあるものがあり余ったために起こるものと逆に足りないものがあって起こるものとがあり，これを証と呼ぶ。証には前者を意味する実証と後者を意味する虚証とがあり，この証をきちんと診断してその証にあった処方を行うことであり

余ったものを除去し，足りないものを補うことで体のバランスを回復させることになる。このバランスという考えは19世紀の生理学者ベルナール（1813〜1878）の内部環境説にも通ずる考え方である。

III. 伝染病の渡来と中世

平安末期から室町時代にかけて外国との貿易も行われるようになった結果，さらに新規の外来のヤマイも渡来するようになってくる。まさに古代に考えられていたようにヤマイは外からやってくるということがさらに強まったのである。幸いにもこの時期にヨーロッパを席巻したペストが渡来することはなかったが，戦国時代には種子島に鉄砲が伝来した（1543）よりも早く梅毒が渡来している。梅毒はもともとアメリカ・インディアンの風土病であったものが，コロンブスのアメリカ発見（1492）でヨーロッパに伝わり，それが貿易船とともに渡来したものであるが，この時代に日本からヨーロッパへの少年使節派遣（1582）や支倉常長の渡欧（1613）に要した時間から考えれば，地球の3/4周を50年そこそこで渡来した速度は実に速いものだったことになる。

伝染病の渡来は日本人のヤマイへの考え方に大きな影響をもたらした。今日から考えれば家族内感染ということなのであるが，当時はそれが家系的なものと考えられる素地を作った。ヤマイを発生させたイエはイエぐるみ疎外されることになった。それはまた精神障害についても同様であった。人間にキツネがつくという憑依（ひょうい）現象が家系的なものと考えられるようになって，そうしたイエではオサキ・イヌガミなど想像上の動物を飼育し，それらの動物が農業上効率のよい種をもってくるなどの活動によって富を築いたという迷信が信じられ，これによってこの頃経済力をもって勃興してきた新興勢力を疎外・抑圧する動きがいろいろな形で現れてきた。

余 談 想像上の動物であるオサキを飼っているという考え方は中国山地や北関東でみられるという。こういう地方では今日でも幼児が茶碗を箸で叩くのを,「それはオサキモチの家でオサキに餌をやるときの合図だからやめなさい」という形で禁止をするといわれている。

IV. 近 世

戦国時代に方々で合戦の日々が続く中では創傷の手当てを主とした,今日でいえば「戦陣医学」が結果として発達してきた。今日いう「内科」(当時は『本道(ほんどう)』とよばれた)から「外科」が分かれたのもこの頃からである。創傷に効果があるとしてとくに江戸時代にはよく知られた「ガマの膏薬」はガマの背中にある毒腺から分泌される乳状の粘液を主成分としてねりあげられた軟膏であるが,「軍中膏」の名でこれが広まったのは関ガ原合戦以降であるという(なおこのガマの膏薬の主成分は止血や化膿防止に効果が実際にあることが確かめられている)。その他こうした創傷処置のための薬剤は経験的な事実から,かなり当時の庶民には知られていたようである。

江戸時代になると,コレラ,インフルエンザ,痘瘡の流行が何度もあった。痘瘡にかかる者は多く,顔面にアバタとして残ることもあって「器量定め」などと呼ばれた。幕末に来日した外国人は日本人にはアバタ顔が多いという印象をもったようであった。コレラの流行は何度かみられているが,箱根を越えて江戸に侵入(1858)したときにはその致死率の高さから「コロリ」と呼ばれ,遂には棺桶の製造が追いつかなくなったこともあったというくらいの猖獗(しょうけつ)ぶりで,予防法すら全く欠いた状況では,結局そうした流行病に対して神仏への加持祈祷ぐらいしかだてはなかった。神仏もその霊験について担当を変えて疱瘡神を祭る習慣が現れたりしているし,インフルエンザが流行すると「風の神送り」が町内総動員で行われたりもした。

ただ痘瘡については種痘が有効という情報が入ってきた幕末には幕府

が種痘所をつくったり，進歩的な考え方の藩主の藩（例えば四国の宇和島伊達藩）では藩主自らが種痘を接種して見せたこともあった。しかし庶民の間では牛痘を植えるという方法がなじめず，抵抗感を持っていた者が少なくなかった。

この時代に大名等の身分の高い階級の専属医師（ご典医）もいたが，市中に開業する医師（町医者）もいた。しかし今日のように国家試験があったわけではないので，その技量にも大きな差異があったようで，かなりいい加減な医師もいたようである。庶民に対して健康保険制度がある今日とは異なり，薬礼（診療報酬）は決して安いものではなかったから，なかなか受診の機会はなかった。「うなるほど病家が金を貯めさせる」とは医師に対する当時の庶民の羨望が生んだ川柳である。

江戸時代には貝原益軒（1630～1714）の「養生訓」という健康書が現れた。益軒は当時でいえば「儒者」，今日でいえば高度の知識階級の人であるが，益軒自身 83 歳という当時としては長寿を全うしているからその説くところには説得力があったとも言えるが，驚くのはその全編を貫いている「自律」のこころである。自分の健康管理は自分の責任としながらも，自己流に流れるのでなく具合が悪ければ医師に相談もするという姿勢をもっている。このあたりが今日でもなお「養生訓」への関心が低下しないでいる理由であろう。

V. 近代化の中で

明治時代に入り急速な国の近代化が進められる中で，明治新政府が直面した問題はこの伝染病対策であった。さすがに患者を隔離することによって蔓延を阻止するという方法は知られていたから避病院（ひびょういん＝伝染病棟）が設置されたが，当時の民衆はイエに病人が出れば家族で看病することが当然と考えていたので，隔離しようとする政策に抵抗する。そこで政府は警察官庁である内務省に衛生局を文部省から移管して，警察権力の行使によって強制的に隔離する政策をとった。この政

策は伝染病対策としては有効であったが、一方権力による強制隔離という方策が精神障害や今日では感染力がきわめて弱いことが確認されているハンセン氏病（当時は癩〔ライ〕病とよばれていた）などにも及び、ヤマイやそれにかかっている患者、ひいてはその家族に対する偏見を助長したことは、その後長くこうした風潮を残す原因となった。

　伝染病が残した問題に疾病モデルの問題がある。疾病モデルとは庶民がヤマイ一般をどんな形でとらえているかというパターンのことで、伝染病流行がもたらした疾病モデルを「伝染病モデル」という。これはヤマイが治るか治らないかという二者択一の考え方で、「治る」ことは命永らえることであり、「治らない」ことは死ぬことを意味する。だからヤマイが治るか治らないかは重大な運命の分かれ目になるわけで、今日でもこのモデルを持ち続けている人は多いので「なおる」か「なおらない」かが重大視されることは決して稀とはいえない。

　また伝染病は江戸時代から明治時代にかけて西欧での細菌学の発達によって、病原体が相次いで発見されてきた。そうしてこれらの原因を直接たたく方法（第1次予防）がそれに伴って考案されていったことで、「ヤマイには原因があり、その原因を取り除くことでヤマイは治る」という考え方を広めることになった。このことはひっくりかえせば「原因が判らなければ、治す方法がないから絶望的だ」という考え方になりやすい。今日の医学の水準を以てしても、未だに原因の不明なヤマイはかなりある。正確にいえばむしろその方が多いのではないかと思われるほどである。しかしそんな原因の不明なヤマイでも、例えばガンがそうであるように早期の発見によって治療し得る（第2次予防）ものもあり、例えば精神分裂病にしても有効な薬剤によって症状を軽くして再発を防ぐことは可能になってきている。

　しかし今日でも感染症が完全に制圧されたわけではなく、抗生物質の登場でかえって耐性菌が出現し、例のO-157の問題も起こった。原因が判ったからといってただちに治す方法があるとは限らない。まして神経症のように心理的な原因によるものとされている（実際にはそう簡単に原因の特定は行えるものではないが）ものでも、もしその従事してい

る職業が原因と特定されたとしても「原因除去」はそう簡単な問題とはならない状況がある。

　主として西洋医学による治療法が効果を奏しない場合，民間療法などに救いを求める患者も当然出てくる。療法の本当のメカニズムが十分解明されているわけでなくても，要はよくなりさえすればよいのである。中には「イワシの頭も信心」といった，いわば偽薬効果（プラシボー効果：全く薬効成分を欠いた粉末を，これは極めて効果の高い薬物だという暗示を与えて服用させると効果があるということ）でよい結果を得る場合もあることは否定できない。そういう中には極めて悪質な詐欺に近いものも存在し，それによる被害者は毎年少なくないようであるのに「苦しいときの神頼み」は依然として存在しているのである。

　このことは現在の医療に対する一つの批判・不信でもある。今世紀後半での抗生物質の登場は画期的なことではあったが，1950年代のペニシリン・ショック以後60年代のサリドマイド催奇性問題，70年代のキノホルム製剤によるスモン病などの副作用による薬害が問題にされるようになり，それがその後の「漢方ブーム」を生んだ。漢方医学は明治時代の近代化路線の中で一旦は「廃仏毀釈」の延長線上に否定されかかったのであるが，70年代に鍼が中国で麻酔として使用され成果を挙げたこともあって，こうした伝統的治療法の見直しが行われるようになり，日本東洋医学会も結成されて毎年多くの参加者を得ている。伝統的な医療への信頼感はなお強いものがあるようである。

VI. 明治から昭和，そして現代

　明治時代に産業の近代化が推進されていく中で，工場で働く若い世代に発生する結核の問題があった。長野県諏訪に設立された紡績工場には多くの若い女性が女工として働いていたが，労働条件は劣悪であり，また環境も決して衛生的とはいえなかったために多くの結核患者を発生させた。細井和喜蔵の「女工哀史」や山本茂美の「ああ野麦峠」はこうし

た状況を克明に描いている。大正2年（1913）には農商務省技師・石原修が「衛生学上より見たる女工の現状」を報告し，この問題に警告を発している。

　こうした産業衛生の問題は太平洋戦争後まで解決困難な問題となっていた。太平洋戦争後になって集団検診というシステムが開発され，結核の早期発見に威力を発揮したこと，すぐれた抗結核剤が登場してきたこと，そして労働条件・環境についての配慮がなされるようになったことから，結核の罹病者は急速に減っていった。それと入れ代わるように長期間の療養を余儀なくされる精神疾患の管理のニーズが増加し，いわゆるメンタルヘルスの問題が重視されるようになっていった。今日ではそれを含めて THP（Total Health Plan）の概念が登場し，産業医制度が確立して臨床医学の応用問題の部分を担うようになった。

　一方生活レベルの向上によって，生活習慣病（以前は成人病と呼ばれた）と総称される疾患の増加が目立つようになった。これに伴って疾病モデル（124頁参照）をかつての伝染病モデルから生活習慣病モデルへ変換する必要性が説かれている。これは伝染病モデルのように「なおる」か「なおらない」かという二者択一を問題にする考え方ではなく，生活習慣の改善と養生によってさまざまな社会的活動をそのまま継続しながら，ヤマイと共存していこうという考え方である。これが定着していくことが今後の健康施策の上で望ましい方向と考えられる。

余　談　歴史上の人物がどのような疾患で世を去ったかという考察がある。その中の主なものを挙げると藤原道長（967〜1027）はこの当時珍しい糖尿病があった。かなり大酒家であったらしく，当時の酒は今の白酒のように糖分が多いものであったせいか。平清盛（1118〜1181）は平家物語の中で「あっち死に」したとされているが，この疾患については猩紅熱説が有力である。豊臣秀吉（1536〜1598）は結核であったとされ徳川家康（1542〜1616）は自ら漢方薬を調製したほどの薬好きだったが，死因は胃ガンであったといわれる。

⇨**この章で併読・参考にするとよい本の紹介**

1. 日本疾病史，富士川游著，東洋文庫 133，平凡社刊，1979
〔コメント〕本文中でも紹介したが，著者は本邦医学史学の創始者の一人。古典ながらこの方面のよいテキスト。

2. 病気日本史，中島洋一郎著，雄山閣 BOOKS 11，雄山閣刊，1996
〔コメント〕疾病史の大百科と自称するだけあって，豊富な記述。

3. 日本人の病歴，立川昭二著，中公新書 449，中央公論社刊，1976
〔コメント〕新書版でコンパクトにまとまっている。

4. 疫病と狐憑き，近世庶民の医療事情，昼田源四郎著，みすず書房刊，1986
〔コメント〕とくに中世の事情が詳述されている。

5. 病いと人間の文化史，立川昭二著，新潮選書，1984
〔コメント〕歴史の裏側にあるヤマイが如何に時代の流れや人間の生きざまにかかわってきたかについての考察。

第3部　医療の現場で

第1章　こころの受け止め・はたらきかけ

I. 面　　接

　患者やその家族との対話は医療者にとって最も必要なことは今さら申すまでもない。日本語のわからない外国人との対話ではなく，日本語を話す日本人との対話なのであるから決して難しいことではないはずのことであるのだが，ものには上手・下手ということはどんな世界にもつきまとうようで，医療対話という場面でもそれがよく見られる。医療のプロとしてはこの面でも上手であってほしいものである。

1．自分の位置
　患者や家族との対話の際に，自分がどういう位置に座るかが対話を実りあるものにするかどうかを決定する一つの要素となる。

①**同じ形の椅子に座る**：面接室等で対話する場合には，まず相手と同じ形の椅子に座ることである。これは相手に対して「同等，同格」だというサインである。内科等の診察室では医師の椅子はひじ掛け椅子であるのに，患者用の椅子は背もたれのない丸椅子である。これは本来座ったまま背中の打診・聴診に便利なように作られているのであるが，これは対話という場面ではまことに不適切である。従って，空いている診察室

を使用するときはその椅子を使用せず，折り畳みの椅子でも持ち出して座るようにした方がよい。

②**相手に対して横側に位置する**：このことは正面を向いた場合にその視線がちょうど直角に交わる位置ということである（図10）。こうすると医療者側から相手の方を見た場合に，相手の横顔を見る形になる。間違っても机を挟んで向き合ってはならない。これは刑事部屋で取り調べをするときの位置関係で，こうすると相手側に威圧感を与えることになるから，少なくとも医療の場面ではふさわしくない。

③**相手の視線と同じ高さの視線をもつ**：例えば病室などで寝ている相手との対話のときは，相手の視線と同じ高さの位置に自分の視線を置くようにする。見舞い客用の折り畳み椅子を借りて座ってもよい。しゃがんだ姿勢では長い時間になると疲れてしまう。椅子に座るということは「時間をかけて話しましょう」というサインになる。ベッドサイドで見下ろすのは以ての外である。

④**相手の目を見る**：相手の目を見て話すことは「あなたに話しているのですよ」というサインである。相手が話しているときに相手の目を見るのは「あなたの話を聞いていますよ」というサインになる。しかし片時

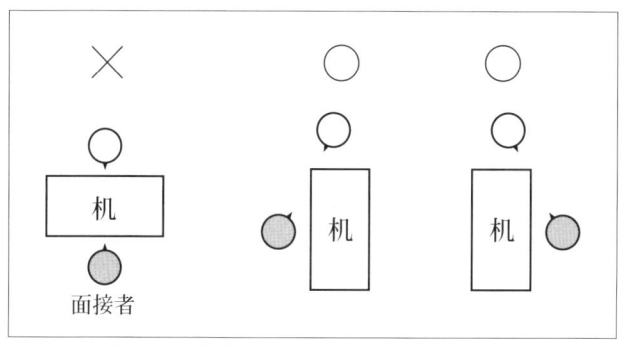

図10　面接者の位置

も相手の目から視線を放さない，というのでは「にらみあい」になってしまう。適度に放すことが必要である。メモなどに記入をしながら，というときにも核心に触れた問題になってきたときは手を止めて，しっかり聞いているという態度を見せなければならない。

2．対話の進め方
　対話を始める前に初対面なら必ず名乗り，挨拶をする。これは単なる儀礼といった形式の問題ではなく，自分の立場を相手に対して明確にする意味がある。

①話しやすい雰囲気をつくる：逆に相手側から見て話しづらい雰囲気というものがある。この要因を取り除くようにすれば話しやすい雰囲気がつくりやすくなるので，まずそれを列挙する。
  a. 何か落ちつかず，時間がなさそうで，忙しそうな感じ。
  b. 腕組みをして，「言いたければ言いなさい」という感じ。
  c. 表情が険しく，何か歓迎されているという感じがしない。
  d. 体をやたら動かしたり，体の一部をさわっていたり，「早く終わらないかな」と思っているような感じ。
  e. 如何にも面倒くさがっているという感じ。

②できるだけハイ，イイエの答えを避けた質問をする：対話はキャッチボールであるから，相手方の答えがハイ，イイエで終わってしまうような話の進め方では続かなくなる（「閉じた会話」とよばれる）。できるだけ相手からいわゆる五つのW，いつ，どこで，誰が，何を，どのようにしたかという要素が入った話が出てくるようにする（「開いた対話」とよばれる）。

③矢つぎばやに質問をしない：あまりに勢いこんで矢つぎばやに質問されると相手は答えに詰まってしまう。適度に「間」を置くことが大事である。早く切り上げようという意識が働くとこの間がとれなくなる。

④聞き返すのも技法：相手が言葉に詰まったときには，それまでに相手が言ったことを要約して確認する形で問うてみる。そうするとその後が出やすくなるし，復唱することで確認ができる。また相手から「もう駄目なんですね」といったような，医療者側が答えに窮するような言が出た場合にも，「どうしてそう考えたのですか？」と聞き返してみると，この話題がもう少し具体化してくる。

> **余　談**　復唱という動作は大事なもので，昔の軍隊では命令を受けた場合に受けた者は必ず復唱する習慣があった。内容が正確に伝達されるという上ではこの復唱という習慣は効果がある。

⑤話しづらそうな話題を避ける：話の内容によって，相手が答えづらそうな態度を見せることがある。ときにはそこが問題の核心でありそうな場合もあるが，そのような場合にはそれ以上立ち入らないで，それはまたの機会にまわすことにして話題を転換した方がよい。

⑥相手の最も言いたいことに集中する：対話を展開していくうちに，相手が最も言いたいことは自ずと判ってくる。それに対していろいろな角度から質問を向けて聞くようにする。そこには医療者側が最も知りたい医療面でのニーズのポイントがかなりあるはずである。

> **余　談**　著者は患者から「治るでしょうか？」と聞かれたときに「あなたがいう『治る』とはどういうことですか？」と聞き返すことにしている。精神科では普通「治癒」ということばは使わないし，自覚的に「治る」という感覚は患者自身にも判らないからである。それで患者の答えの内容を聞くことによって，治療目標が設定できることになる。

3. 共感感情の表明

対話で最も大事なことは相手の言うことを受容することである。そして共感感情を示してやる。これによって対話は促進される。

①**うなずき**：最も基本的な肯定的態度の表明法である。あまり浅くせずに，またゆっくりやった方が効果的である。

②**あいづち**：あいづちとは元来日本刀を鍛えるときに，熱した鉄のかたまりを槌で叩くのに，チーフの刀鍛冶の叩きに対してサブの刀鍛冶がその間に叩くことをいう。「ええ」「なるほど」「ははぁ」「はい」「ほほぉ」などいろいろある。これらを適当に入れることによって，相手の話にはずみがついて促進される。但し重ねて言わないこと。重ねて言うと軽くなってしまう。

③**うながし**：話の次を続けさせる場合で，「それから？」「それで？」「そして？」など。どれもその後に「どうなりましたか？」が省略されている。

4. 言語外コミュニケーションの活用

　人と人とのコミュニケーションは言語ばかりによって成り立つものではない。ごく親しい中であれば「目は口ほどにものを言い」ということわざがあるように，言語外コミュニケーション，いわゆるボディ・ランゲージというものがある。2の①，a～eはそのほんの一例である。対話中に示される患者・家族側の言語外コミュニケーションの一例をあげると次のようなものがあり，これにはいろいろなものがあって経験豊かな先輩達はその辺の心得が十分あるものなので，機会を得て教えを乞うとよい。

①**握りしめた手**：握りこぶしを作っている形は，どこかに力が入っている形である。「手に汗を握る」というが，まさにその形である。そうやって力を入れているのは何かに耐えているというか懸命に自分の感情を抑えている図である。力がさらに入っていくと前腕が，そして上腕がふるえ，さらに肩までがふるえてくる。その後わっと泣き出すという感情の高揚の極に達する。いわばその前段階であることもある。

②**自分の手を握る**：これは他人の手を代用している。誰かに傍に居て手を握っていてもらいたいという気持ちがある。そっと手を握ってあげるという行動は「同情していますよ。あなたの気持ちはよく判りますよ」というサインになる。

③**開いた手をリズミカルに振る**：話を順序立てている，あるいはその中で強調したい部分があるというサイン。普段からこういう癖をもっている人もいるが，自己主張の強い人であることが多いようである。

5. その他

いわゆる視診で相手の様子を観察することも面接では重要で，これは別項（53頁）に述べた。

⇨**この項で併読・参考にするとよい本の紹介**
1. 新訂・方法としての面接，臨床家のために，土居健郎著，医学書院刊，1994
〔コメント〕ベスト・セラー「甘えの構造」の著者が精神分析医としての経験を通した初心者向きの入門書。
2. 面接による患者心理の理解（成人篇・幼児篇），ブレイン・バード著，池見酉次郎訳，診断と治療社刊，1960
〔コメント〕医学的面接の古典書である。訳者は心身医学の日本での創始者の一人。
3. 深層心理術，―他人の人柄・欲望を即座に見抜く法―，多湖輝著，GOMA BOOKS，ごま書房刊，1977
〔コメント〕当時ベスト・セラーだった「頭の体操」の著者（当時千葉大学教授）の説き明かす一般むけのこまかい面接テクニックが盛沢山。
4. 聞き方で成功する，ニコルス，スティーブンス共著，影山裕子訳，産能大出版部刊　1976
〔コメント〕ビジネスマン向けの「聞き方」教本であるが，こま

かいテクニックが紹介されている点で医療の現場にも応用できる。

5. むんてら，―医者と患者―，間中喜雄著，創元医学新書 A41, 1969

〔コメント〕昔は医師が患者と対話することを「ムンテラ」と呼んだ。ムントテラピーの略，口で治療するという意味だが，どちらかというと『いいくるめる』という意味であまりよいイメージの語ではなかった。そんな時代に開業医である著者がその必要性を説いたエッセイで，気軽に読める。

II. はたらきかけ

医療の現場では医療者が患者にはたらきかけをして何らかの行動を起こさせたり，あるいは考え方，見方を変えさせたりしなければならない場面がある。価値観の多様化といわれる今の時代ではものの考え方や見方はそれこそ千差万別であり，たとえこちら側が専門家の医療者であったとしても，一方的な「命令」でことが済むことにはならない。それにまたインフォームド・コンセント（179頁）という問題もある。

このような状況下で患者にはたらきかけをしなければならない場合，どうすればそれが円滑にいくかという問題を解くカギとなるものに標題のような説得，動機，動機づけというものがある。

1. 動機・動機づけ

一般に生物体はその内部での何らかのアンバランスが生ずる（動機または動因）と，そのアンバランスな状態を解消してバランスのとれた状態に回復するような方向（誘因）に行動する。いわゆる生理的欲求はそのような形で生じ，その欲求が満たされるように行動する。例えば血糖値が下がった場合にはその状態を回復するように食欲が生じ，摂食行動

が起き，食物が得られることで行動が止まる。ここまでのプロセスが動機づけとよばれている（13頁参照）。

10頁にあるマズローの欲求の階層に見られるように，人はそうした生理的な欲求ばかりで行動するわけではなく，一つのレベルの欲求が満たされれば次のレベルの欲求が生じてくる。その中で社会生活を営む上で必要な欲求も生じてきて，それが動機となることがある。マーレイはこれを社会的動機とした。これは実に多種多様で，およそ次のようなものがある。

①**おもに事物と関係した動機**
  a．獲得
  b．保存
  c．整頓
  d．保持
  e．構成

②**大望，意志力，達成および威信の動機**
  a．優越
  b．達成
  c．他人から承認されること
  d．誇示
  e．保身
  f．劣等感の回避
  g．正当化
  h．反撃

③**人間の力を発揮し，それに抵抗し，または屈伏することに関係する動機**
  a．支配
  b．服従・恭順
  c．模倣
  d．反動

④**他人または自分を損傷することに関係する動機**

a．攻撃
　　b．謙虚
　　c．非難回避
⑤他人と愛情に関する動機
　　a．愛情
　　b．排斥
　　c．養護・保護
　　d．依頼・救援
⑥その他の動機
　　a．遊び・娯楽
　　b．好奇
　　c．解明
　これらの動機が動機としてはたらく場面はそれこそ人によってさまざまであり，同じ人でもそのときのいろいろな条件によって微妙に変化する。

2．説　得

　ふつうにいう「説得」は「よく話して，わからせること。説き伏せること」（岩波国語辞典）とあるが，精神医学的にいう「説得」はそれ自体として精神療法の一形式である。要するに病気の性質や症状の成り立ちを科学的によく説明し，それにふさわしい対処法を指示するのがその原理である。これに対する語として「支持療法」があるが，「支持」と「説得」は全く反対語ではなく，究極的にはその折衷という形になる。その代表的なものに森田療法（142頁）や精神分析療法などがある。

　精神療法の一つの形式である以上，また医療行為として行う「説得」は，次のような条件を備えていなければならない。この点について鈴木浩二氏は次の５点をあげている。

①受容的態度：これについてはカウンセリングで有名なロジャースが「受容とは個人に対して，彼が自分自身の決定を下す権利をもつところ

の価値と尊厳さを備えたものとしてみる積極的な態度」としている点に尽きる（この点ではその本質がインフォームド・コンセント〔179頁〕にも通ずるところがある）。

②**許容的態度**：相手のどんな感情表現，ときとしては怒りがそこに現れても，それに感情的に反発せず，驚かずにそれを許すだけでなく，なぜそうなったかを相手自身に判らせるところまでの許容が要る。

③**理解的態度**：相手が現に経験していることを分かちあう態度である。相手の問題を「いっしょに」考えようという態度である。

④**暖かい態度**：相手への「行き届いた」こころづかいを含んだ態度である。

⑤**率直で誠実な態度**：相手から見て偽りのなさがそこにあり，同じレベルにいてくれているという安心感をもたせる態度である。

3. 臨床への応用

こうしたはたらきかけのさまざまな手法は，日常の医療の場面にいろいろ応用されている。以下のことはほんの一例であって，先輩たちはそうした経験を多く積んでいるはずであり，それはなかなかマニュアルには出ていないことが多いから，場面場面でよく見習うようにすべきである。

①**相手に身構えさせないで，気軽に説得する**

どんなことでもそうであるが，何かをするということに決心したり，あるいは「かまえて」とりかかるということに限ってうまくいかないものだ。いわゆるプレッシャーがかかるからで，気軽にはじめてみると意外なほどスムーズにことが運ぶものである。

たとえば不眠の八割近くが入眠困難，すなわち「寝つけない」という

訴えであるということも，寝ないと大変だから寝なければいけない，とばかりに寝ようという努力が過剰になることで却って緊張する結果である。この「寝ようとする努力」をむしろ放棄して，寝られないなら寝られなくてもよいと気楽に考えると寝つくことができる。

この「気軽さ」が大事で，例えばリハビリを初めて行う場合，患者はそれによって痛みを感ずるかも知れないことを恐れたり，うまくいかなかった場合を考えすぎて不安になったり，あるいはうまくいかないことで自分のプライドが傷つけられたりすることを懸念するものである。

このような場合に失敗することは往々にしてあるものであり，誰でも初めは失敗の連続であることを示して，あまり患者が身構えないように，気軽に始めるように導くようにすることが一番である。

②達成目標が具体的に示されること

長野県に鹿教湯（かけゆ）という温泉がある。猟師に追われた傷ついた鹿が入湯していたことから発見されたという伝説があり，昔から中気（ちゅうき，今の脳出血後遺症）で身体不自由となった患者の機能回復に有効とされてきた。今日でもその効能は再確認されて温泉病院も設置されてリハビリ向きの温泉とされている。

この温泉街の一角に「中気坂」と呼ばれるなだらかな坂がある。リハビリに来た患者はこの坂で歩行訓練を行い，ここを登りきれるようになれば帰宅できるといわれていた。この坂は今日では第二散歩道と呼ばれて，坂の脇にはつかまれるようにワイヤーも張ってある。このように達成目標が具体的に示されていることが，リハビリを行う患者にやる気を出させているのである。

③達成できそうな目標を示す

やらなければならないことの全部の量がかなりの量である場合，その全量をドカンとばかりに目の前に積み上げられたらどんな人でもウンザリしてしまって，やる気をなくすであろう。こういう場合には全体量をいくつかに分けて，小出しにする（部分目標の設定）と案外仕事がはか

どるものである。リハビリにおいても初めて行う場合にはこのように部分目標を設定して，簡単なことから始めるように工夫するとよい。

> **余　談**　著者は若い頃よく登山をしたが，登っていくうちに普通の山であれば頂上から派生した尾根の末端が頂上と重なって，案外近くに見えることがある。なんだ，あそこならたいしたことはないと思ってそこまで登ると，さらに本当の頂上がその上に見えてくる。それでも何とかそこまで登れるのだが，実はこうしたことがいわゆる「部分目標」の提示になっていた。ところが11月に富士山へ登ったときは火口の縁が初めから見えていて，なんだ，あそこまでかと思って登ったが，普通の山と違ってなかなか近くならないのである。雪の積もった富士であったが，五合目から頂上まで6時間かかってしまった。実につらい登りで，もう二度と登るまいと思った。部分目標の有無が生んだ差である。

④どちらにしましょうか？と問う

　ある敏腕の自動車セールスマンは客に「どちらの車になさいます？　A車でしょうか，それともB車でしょうか？」と聞くのがセールスのコツだという。客の選択に「車は買わない」という選択肢をおかないのである。実は買うかどうかにまだ迷っている段階の客でもこういう形で切り出されると，どちらかを選ぶようになってしまうというのである。

　リハビリを始めることになっている患者が迷っている場合に，この話を応用するとすれば，方法を複数用意しておいてそのどちらを選ぶか，という聞き方にした方が効果的のようである。「やらない」という選択肢をおかないようにするのである。

⑤服装はそれにふさわしい行動を生む

　服装というものはまことに不思議な効用がある。それはその服装にふさわしい行動を生むことになる，ということである。例えばふだんは行動的すぎるほどの女性でも，和服を着るとおよそふだんとは大違いな，おしとやかさを見せるものであるし，パリッとした背広に身を固めると

背筋がピンと伸びたりもする。職業上の制服というものは単にその身分を示すだけがその効能なのではない。

　これを応用してリハビリに意欲的でない患者に，したくなければリハビリを無理してまで行わなくてもよいからという条件で，日中はトレーナーを着せておいてしばらくそのままにすると，少しづつ体を動かす気になってくる。日中もパジャマや病衣で過ごさせていたのではこのような動きは生まれてこない。

　余　談　著者が自衛隊医官であった時代，自衛隊での知人が埼玉県朝霞市の体育学校に転属した。しばらくして用事で体育学校を訪問したときにこの知人にも会ったが，驚いたことにおよそ運動ぎらいだった彼がジョギングをしているのである。彼はこう言った。「体育学校というところは運動をするしないにかかわらず，ふだんはトレーナーを着ることになっているんだよ。これを着ていると何か体を動かさないではいられなくなってくるんだよね」

⑥性格面での弱みをついた説得

　個性的な性格というものは却ってその弱点を表に出しているものである。リハビリに積極的でない患者が例えばプライドの高い性格であった場合には，そのプライドを逆手にとってプライドをくすぐるような説得をすると有効である。プライドの高い人は他人から指示されて行動することを一般に好まない。たとえ事実の上でそうであっても，自分が判断してその行動をとった，そう行動してやったのだという形をとることを好むものである。

　余　談　古典落語の「酢豆腐」は食べ物の通人を気取る若旦那に腐った豆腐を食べさせてしまうといういたずらをする噺であるが，この噺の中で近所の若者が「もってきよう」次第でこのいたずらが成功するといって，若旦那を粋（いき）な人（今日でいえばカッコイイ人）としてさんざん持ち上げ，これはよそからもらったもので食物らしいが食べ方がわからない，

貴方のような粋な人に食べ方を教わりたいといって腐った豆腐をそこへ出す。若旦那は一口に入れて乙な味だというので，ではもっとあがりなさいというと「いやあ，酢豆腐は一口に限ります」

この「もってきよう」こそ今日でいう説得であり，相手の弱点をついた実に巧妙な説得法である。

⇨ **この項で併読・参考にするとよい本の紹介**

じょうずな説得技術，平井昌夫著，ミリオンブックス，講談社刊，1956

〔コメント〕いささか古典的だが，高度成長経済政策の下では営業活動推進のため，「説得術」は当時のサラリーマンの心得の必須事項だった。当時話の専門家として著者が書いたコンパクトな技術書。医療場面での応用も可能である。

4．精神療法の原理とその応用

物理的・化学的な方法によらないで，人間対人間の関係で治療する方法の総称を「精神療法」という。これらはそれなりの理論に基づいて築き上げられたもので，本格的に行うにはその方面で十分経験を積んだ指導者のもとでの修練が必要である。しかし日常の臨床の中で患者の精神安定を図るという仕事の上では，そこまで本格的なものでなくても，その根本原理を踏みはずさない程度の範囲でその応用が必要になる場面がある。ただ精神療法は症例によっては相手の考えを180度変えさせることにもなるので，相手の抵抗にあうこともあってまるで「こころの格闘技」のように感じることもあり，中途半端な考え方で行うべきものではなく，うかつに行うと却って患者の状況を悪化させる場合もあることに十分留意しなければならない。

また個々の事例について経験の深い先輩からの助言を得ること（スーパーバイジング）が大事であるが，実際にはそうした先輩が身近にいな

かったり，またそのようなシステムそのものがないのが現状である。せめてスタッフ・ミーティングが定期的に行われているようならば，その場で積極的に問題提起をして他スタッフの意見をよく聞き，独善的にならないようにすべきである。治療チームとしての方針を大きく逸脱することは治療効果の妨げになることはいうまでもない。

①精神療法
a. 森田療法
〔概要と原理〕森田正馬（まさたけ，1874〜1938）が創始したもので，神経症の治療法として有名である。わが国の精神科医は大なり小なりこの森田療法の原理を日常の精神療法に取り入れているといっても過言ではない。

神経症の患者はその症状から逃れようとして必死になっている。そうしてもがくうちにいわゆる「自縄自縛」の形となってますます症状にとらわれ，生活も次第に不自由になっていく。森田は「あるがまま」という用語で症状に対する態度を教えた。すなわち症状から逃げようとするのでなく，自然体でその症状と共存をしていく姿勢をとれと言ったのである。現実をただやみくもに否認するのでなく，むしろ積極的にその現実を肯定していく姿勢が正しいと言う。そのために森田は患者に1週間の間毎日横臥させ，食事と用便以外には起き上がることや他人との会話，新聞や雑誌を読んで気をまぎらすことを禁じ，徹底的に症状と対決させた（「絶対臥褥〔ぜったいがじょく〕」という）。この考え方は禅にも通ずるところがあることから外国では"Zen therapy"とよばれたりするが，森田自身は禅との関係には否定的である。

〔その応用〕神経症に限らず，身体疾患であっても疾患による苦痛や苦悩からは誰もが逃れたいと考えて当然である。もちろんその苦痛や苦悩を簡単に除去できる方法があればただちにそれを行うべきではあるが，慢性疾患であったり，なかなか除去が困難な場合にはそれと共存する考え方を勧める。但しそれは十分にその苦痛や苦悩を受け入れて，受け止められたという感覚を患者が持ってくれたと確信できた上でのこと

であって，そうしたプロセスをとらずにただ口先でそう説いても，それは「他人ごとだと思ってそんな無責任なことを言う…」と言われてしまうだけである。

　また一般の人は誰かが何かを気にしているときに，軽々しく「気にするな，気にしないようにしたらよい」という。しかし神経症のために気にしている人にこれを言うのは，目の不自由な人に「しっかり見ろ」といい，足の不自由な人に「しっかり歩け」というのと同じくらい無理な注文なのである。もちろん当人も「気にしない」で済むようにしたいと思っているだろうが，それができないから苦しんでいるのである。まわりから「気にするな」の大合唱を浴びせられるから，気にすることがひどく悪いことのように思い，その罪悪感にまたさいなまれることになる。気になるなら気にしてよいのだ。森田は一言も「気にするな」とは言っていない。まして悪いことでも何でもない。気にしたから誰が迷惑を受けるものでもない。

　「気にする」ことと日常生活を送ることとは次元が違うものなのであり，これを混同してしまうことが問題なのである。次元が違うのだから「気にし」ながらでも日常生活は日常生活として送ればよいのである。そのようにこの二つは同時進行ができるものなのだということを十分教える。体験できるようなら体験させた方がよい。まちがっても「気にしないようにして，気を楽にしなさい」などという見当ちがいなことは言わないことだ。

b. 内観療法

〔概要と原理〕吉本伊信（いしん，1916～1988）の創始によるもので，浄土宗での「身しらべ」という自己反省を一般むけにしたものである。

　これまで長く深い関係のあった人との関係について，それぞれの時期に相手に世話になったこと，自分がそれに対してお返しをどのようにしたか，相手の好意にもかかわらずどのような迷惑をかけたかの3点について十分に考える。「集中内観」は期間を決めて文字どおり集中的に行うもので，間にビョウブをおいた空間で壁に向かって集中してこの3

点を考える。そして定期的に巡回してくる指導者に考えたことを話して指導を受ける。内観中は森田療法同様，他人との会話など集中を妨げるものは一切禁じられている。

〔その応用〕反省ということを主眼とした方法なので，あまりに自己中心的な傾向のある人の態度是正に効果がある。ただそういう傾向の人はもともと他罰的（19頁参照）であり，なかなか反省をしたがらないので，これも十分にコミュニケーションをとっての上でないとただ反発を招くだけになる。

c. 認知療法

〔概要と原理〕ベックの創始したうつ病に対する精神療法で，最近日本にも大野裕氏らによってその翻訳・輸入がなされた（「認知」については8頁参照）。一口にいえばものの見方や考え方を変えるということで，近頃一般によくいわれる「プラス思考」に近いといえよう。これは次の3段階から成っている。

①そう考える根拠は何か？うつ病では考え方が悲観的に傾く。大抵ははっきりした根拠が見つからない。

②だからどうなるのか？根拠がないことの結果は考え過ぎ，先取り不安でしかないことが多い。

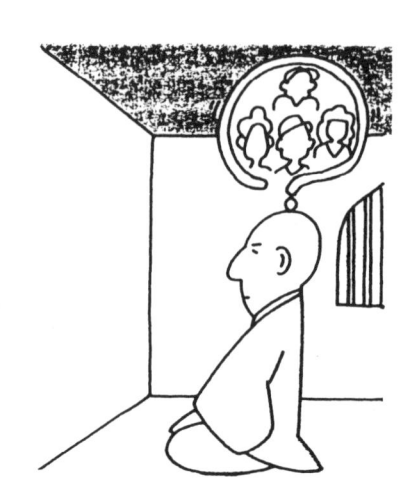

③別の考え方はないのか？結果としては自分に不利なようでも，別の考え方からすれば却ってよかったかも知れない。大難が小難で逃れられたのかも知れないし，ことわざにいう「人間万事塞翁（さいおう）が馬」なのかも知れない。

〔その応用〕応用というよりそのまま①～③の各段階を踏んで考えさせることで効果があげられよう。

d. 心理劇

〔概要と原理〕モレノ（1892～1974）が創始したもので，文字どおり治療を受ける者がみんなで一つの劇を演ずるもので，それぞれの役を演ずることによって「役割分担」ができるのがねらいである。

「役割分担」とは，ある役割を演ずることによってその役割の人の心情や苦労が理解できるということである。例えば家庭内で親子の間に葛藤が起こっているようなケースで子が親の，親が子の役を演じてみることによっておたがいの立場が理解できるようになるということである。

〔その応用〕二人の間が葛藤関係にあるときに，この役割分担を経験させてみる。例えば看護者と患者がそれぞれの役を交換してある場面を演じさせてみることによって，お互いの立場を理解することにつながる。

②行動療法

a. トークン・エコノミー法

〔概要と原理〕治療者と被治療者の間でだけ通用するコインを決めておいて，何か好ましい行動がみられたときにコインが渡される。それが一定の額になったときにあることを許可するといった形で好ましい行動に誘導する。神経性食欲不振症のケースで患者は入院してもなかなか食事をとろうとしないようなときに，この方法によって摂食に導くことなどがよく行われる。

〔その応用〕リハビリ場面で痛みを伴ったり，あるいは自信のなさが目立つようなときに，とくに若年者には有効な方法となろう。

b. 系統的脱感作法

〔概要と原理〕「脱感作」とはアレルギー疾患で，ハウスダストのような

アレルゲンとなるものの水溶液を，薄い濃度から次第に濃度を濃くして皮内注射していくことで発赤が次第におさまっていくようにすることをいう。これと同じように例えば不登校の子供に登校させる場合に，まず日曜日に校門のところまで行かせ，そこで帰ってこさせる。次の日曜日に校門を入って自分の教室に入り，自分の席に腰掛けて帰ってこさせる…といった風に少しづつ慣らせていって，最後に平日に登校できるようにするというもの。
〔その応用〕自信を少しづつつけていく必要がある場面で，この原理を応用して低い目標から次第にそれを高めていく方式はかんたんに思いつくであろう。

③ 自律訓練法

〔概要と原理〕ウォルピの創始したもので，元来自律神経は本人の意思に関係なく働いているので「自律」の名があるが，一種の自己暗示によってある程度は自律神経系のはたらきを意思の下に置くことができるようになる。
〔その応用〕この方法には段階があるが，できるだけ肩から力を抜かせたり，あるいはリラックスさせる必要がある場合には一旦できるだけ力ませておいて，少しづつ力を抜いていくという訓練をする。この方がリラックスの度合いが高くなる。

⇨この項で併読・参考にするとよい本の紹介
 1. メゲそうな心が晴れる本，大野　裕著，講談社刊，1995
 〔コメント〕「認知療法」についてくわしい著者が一般むけに書いた解説書。きわめてわかりやすい本。
 2. 内観，こころは劇的に変えられる，横山茂生・長島美稚子著，㈱法研刊，1997
 〔コメント〕「内観療法」を臨床の場で実践している著者が書いた一般向けの入門書。
 3. 心と身体のメカニズム，暗示から自律療法まで，石田行仁著，

日本教文社刊,1976
〔コメント〕「自律訓練療法」を臨床的に実践している著者の解説書。

第2章　医療者とことば

　人間関係の中でことばに注意することは社会人として当然の心得である。かなり気をつけていても何気ない一言によって相手を傷つけることがある。医療の現場ではそれがとんでもない結果を呼ぶことになることがあるので，医療者は十分に注意する必要がある。

I.「禁句」あるいは使わない方がよいことば

1. 禁止語

　一般的に他人の行為を禁止する場合に使われるのは「いけない」とか「駄目」という語である。もちろんこの語を使う場合でも語気というものがあり，その強い弱いによって禁止の意思の程度に差がでてくる。注意すべきは語気を強めて言う場合で，これは言われた側に大きな衝撃を与えることになる。

　この「駄目っ！」ということばを子供の頃に，とくに母親（あるいはその代理者）からそれも複数回言われた経験のない人はまずいないであろう。そしてそれがその当時の自分にどれだけ不安を与えたものかをきっと思い出すことだろう。力の弱い者が強い者の側からそう言われることは悲しく，恐ろしいものであったはずだ。病気になったことで気が弱くなっていたり，年をとっていたり，病院という普段なじんでいない場所の中でもろもろの不安をもっている患者という弱者が，医療者という強者からこのことばを言われたら，途端にその子供の頃のあの悲しさ，恐ろしさがよみがえってくるのである。

病棟や施設という制限された空間の中で大勢の人が生活していれば，それに伴う禁止条項はいろいろ出てくるのであるが，痴呆や精神症状のために善悪の判断力が下がっている場合には簡単にその禁止条項にふれるようなことを，それも複数回やってしまう場合があろう。そういうケースでもこの禁止語のもつ響きは強いのである。

2. 非難・批判語

前項に引き続いて「駄目（だ）ねえ」とか，「さっき言ったでしょ？」，「わからない人（だ）ねえ」「こんなこともわからないの？」といった非難・批判語も相手へのダメージの強いことばとなる。「さっき言ったでしょ？」は，痴呆が出ている老人には無理な言い方で，その「さっき言った」ことがわずかの時間差であったとしても，記銘力の低下で覚えているわけはないのである。「わからない人」というが，果して理解できるような説明がその前にきちんとなされ，理解が得られたとの確認があったかどうかが問題である。もしその説明と確認を欠いていたのであれば「わからない」方が道理ということになる。インフォームド・コンセント（179頁）の原則の下では禁句に近い。

「バカ」という語はこうしたたぐいでは最も強烈な語であろう。この「バカ」という語も昔の女性は「おバカさんね」といった柔らかい言いまわしを使ったものだが，今は「バッカじゃないの」や「バッカみたい」，あるいは「バーカ」というふうなストレートな言い方に置きかえられているようだ。その分だけ言われた側の感情は刺激が強いことはいうまでもない。断定的な非難・批判には言われた側への「救い」がない。

> **余　談**　「バカ」と「アホウ」は関東と関西ではニュアンスが違うといわれる。東京に来て「バカ」と言われて「完全にキレた」関西人がいる。関西では「アホウ」は意味が軽いようだが，関東ではきつい意味になる。こうしたニュアンスの違いも知っておくべきことなのかも知れない。

II. 不安を起こしやすい語

1. 医療者側の感想語・感嘆詞

「あぁっ」とか「ええっ」といった感嘆詞は，それだけで医療者が驚くような事態になっていることを暗示させてしまう。「まずった」「困った（弱った）」「どうしてこんな…」「まいったなぁ」も同様で，解決が困難か，場合によっては生命にも係わるような事態になっている（事実はそうでなくても）という印象を与えてしまうことになる。

2. 否定的な語

医療者側としては患者を安心させるために，「大したことはない」「心配ない」といった語を使うことがある。この語の前にその理由がはっきりと，患者が納得できるような形で説明されていれば別だが，それを欠いているとしたらそれは患者にとって少しも安心できることにはならない。患者も近頃はそれなりに健康情報をもっているものの，それが必ずしも客観的に正しいとはいえない場合もあるのだから，ただ「大したことはない」「心配ない」では納得しないであろう。

頭痛を訴えて来院する患者の中に「脳腫瘍ではないかと思います」という人がいる。脳腫瘍の頻度や訴えの内容からいってもまずその疑いはなさそうに思えるのであるが，このようなケースでは「精密検査」を必ずといってよいほど要求してくる。CT，MRIといった診断器材があることもよく知っている。こうした診断器材の検査を行うとするなら，検査料の負担も決して安くはつかないので，ついその負担のことを頭に入れて「検査の必要はありません」と言ってしまいそうになる（著者自身もかつては自己負担が高額になることを考慮してそう言ってしまっていた）が，そう言ってしまってもたいていこういう例では他の医療機関に行って検査を要求してくるものなので，結果としての「異常なし」が目に見えていても一度は行ってみる方がよいのである。たしかに検査料は安くはつかないが，いわば患者自身の「安心料」にはなるからである。それにまた異常所見の認められないCT画像でも，何かの折りにはコン

トロール（対照）として役立つこともある。

　近頃受診することの多いパニック・ディスオーダーの例でも，突然の「発作」に驚いて救急受診してきた場合に内科的な検査，とくに心電図などを検査してみても異常所見がなかった場合には少なくとも心臓疾患によるものとは認められないという意味で「大丈夫です。心臓に異常がありません」という「保証」を与えただけでは多分患者は納得しないにちがいない。むしろ心臓に故障があったと言われれば納得できるものを故障がないといわれてしまえば，ではあの突然の苦しい発作は何だったのかについて疑問をもって当然であろう。中には「喜んで下さい」などということばを添える医師がいるけれども，患者にとっては少しも「喜べ」ないのである。

　「痛いはずがない」という一言はまさに否定的な用語の最たるものである。多くの場合は諸検査の結果と患者の訴えの不一致がもたらす結果であろうし，それだけ熱心に診療を行ったという自負があればこその言と思われるのだが，疼痛の存在を客観的に証明する手段のない現在ではいささか「不遜」な語である。患者にしてみれば「痛い」のは「嘘ではない」のだろうし，それを何とかしてもらいたいから病院に来るのである。痛みの存在が客観的に証明されず，また諸検査所見に異常がないということは器材にあまりに信をおいた言い方だということになる。これは患者から見ると如何にも自分が嘘を言っているというふうにとられているように感じるのである。なお痛みの問題は別の章で述べる。

　　余　談　近頃駅ではどこでも自動券売機が設置され，切符はそこで買うようになっている。ところがどうかするとコインを入れても切符が出ないことがあり，そのときに駅員を呼ぶと「本当にお金を入れたんですか？」と言われたりすることがある。これはそれこそ乗客の側からいえばとんでもない言で，一体あんたは人間と機械とどっちを信用すると言うのかね？と言ってやりたい気持ちになろうというものである。「痛いはずがない」という言はまさにこの駅員の一言と同じ意味をもつことになるのである。

III. 医療者側では問題がないと考えている語

1. 精密検査

「精密検査」という語は，それを行っている側の医療者にとっては日常語であり，それほどの意味をあまり感じる語ではないが，患者側にとってはかなり衝撃的な語となることがある。そのような「精密検査」が必要ということは疾患がかなり進んでいるかも知れないことを暗示するものであり，場合によってはそれがかなりの苦痛を伴うものであるかも知れないからである。それにまた本来検査というものは「精密」であるべき性質のものであって，その意味からすれば「非精密検査」などというものはことばの上でも存在しない（たぶん「精密検査」の反対語は「スクリーニングテスト」ということになるのであろうが，それであったとしても「非精密」であってよいはずはない）。

2.「もしかすると」「気のせい」

「もしかすると…」「万一のことを考えて…」もまた「問題語」となり得る。医療者としては客観的に診てそのような事態も予想されなくはないという意味であるのだが，患者にとってはそのようなことがあっては困るのである。

「気（神経）のせいですよ」もよく使われる。これは医療者側としては「積極的な意味で現在の検査データの示す範囲内では，はっきりとした異常がみられませんから安心して下さい」という意味なのであろうが，画像・数値による診断技術が発達した昨今ではそうしたデータに異常が見られないにもかかわらず，患者の訴えがある場合の処理が決してうまくいっているとはいえない状態にある。「病いは気から」というし，「精神痛（現在では心因性疼痛）」という医学用語もある。現実に沢山の患者をこなさなければならない中で何と言えばいいと言うのか？たしかにそう考えるだけの根拠がないとはいえないが，そう言われた患者の側はこれでは突き放されるように感じ，途方に暮れるだけで少しも心配・不安の解消にはならない。こう言われた患者の内心は決して穏やか

とは思われない。「気(神経)のせいだって？何の『気(神経)』だというんだ？現に痛みや不快感があるから時間がない中を都合して病院に来たんじゃないか？立派に仕事をこなし，家庭も持って女房や子供に何一つ不自由はさせていないこの俺が，嘘を言っているとでもいうのか？つくり病気で仕事を休もうとしているとでも言うのか？それとも『気が狂っている』とでも言うのか？」ということだろう。

　余　談　「神経のせい」ということばはまことに混乱のもととなる。一般の人は神経が簡単に切れることがあると考えているフシがあり，「切れたせいではないか」と考えて神経内科，脳神経外科を訪れることにもなる。「神経科」を訪れてくれるだけの「度量」が患者の側にあってくれればよいのだが…といつも思っている。しかし何でもかんでも「神経のせい」で神経科(精神科)にまわされてはたまらない。

3．年のせい

　「年のせい」という語も同様に「救い」のない語である。整形外科を訪れる患者の中にはたしかに年齢的な要因によって関節や骨，軟骨の変化を来している例が少なくないだろうが，そのような場合でもいきなり「年のせい」とだけ説明されたのでは，患者としては納得できない場合もあるだろう。「年」というのは誰でも認めたくはないものである。それだけ「死」に近づくことになるからである。何かの折りにそれを自覚させられて「年をとったな」という感じが起こってきても，気持ちとしては認め難いのである。それをはっきりと指摘されるのは決してよい気分のものではないし，まして安心につながることにはならない。

　年ということに関連して，高年齢の患者に対して「おじいちゃん，おばあちゃん」と呼んだり，名前を「ちゃん」づけで呼ぶことも，医療者側では親近感のあらわれのつもりでやるのだろうが，どんな平凡な人生を送ってきた人でも，痴呆の症状が出てきて退行現象がみられるようになっていたとしても，子供と違うのはそれなりにプライドをもっているものなので，言われる方は大いにプライドが傷つくのである。

4.「異常」

「異常」とは文字どおり「常とは異なる」という意味であり,「正常」に対することばである。医療者側には「正常・異常」という対語でしかないが,「異常」ということばのもつひびきは患者にとっては意外なほど大きい。数値データでは最近「正常値」と呼ばずに「基準範囲」と呼ぶようになったが,これは当然の読み替えであろう。画像についても「異常な影」などと言わずに他の表現を用いるべきであろう(例えば『念のため調べてみたい箇所がある』というような…)。

IV. 空回りする語

「はげます」ということは一見患者のためになるようではあるが,すべてそうとは限らない。「絶対的禁忌」といえるのはうつ病の患者の場合である。うつ病の患者は目の前のうまくいかないできごとをすべて自分のせいと考え,その不甲斐ない自分を常に責めたてており,その結果についての罪悪感をもっている。それに対して自分以外の存在から,たとえそれが家族であっても「しっかりしろ!」とハッパをかけられると,ますます自分自身が情けなくなってしまい,場合によってはその一言がきっかけとなって自殺することにもなりかねない。もちろんこのことは医療者として心得ておかなければならないことであるとともに,家族に対して十分注意しなければならない。

うつ病ばかりではない。むやみな,表面的な激励は自ら努力をしている患者にとっては雑音にしかならず,またいわゆるプレッシャーにもなりかねないことがある。病いから立ち直ろうと自ら決心したから辛いリハビリにも耐えている。しかも自分なりに一生懸命励んでいるのである。「しっかり」しなければならないのは当然のことであり,そんなことは今更言われなくても十分わかっていることなのである。マラソンのランナーに対するギャラリーの声援のような,通り一辺のものでは単に耳を通過していくだけのことにしかならない。心から支援しているという

ことを伝えたいのなら，声をかけるにしてもタイミングがある。それを十分に踏まえてのものでなければならない。

V. 患者・家族への説明のために

　病状について当の患者本人へ，あるいは場合によって家族に対して説明を要する場面が医療の現場ではよくある。インフォームド・コンセント（179頁）の時代となって，そのような場面はこれから増えることになると予想される。

　このような場面はいわば「教育」の場面である。教育で大事なことは相手が「理解できる」ことと著者は常々思っている。いくら立派な内容でも相手が理解できなければ何にもならない。そのためには相手が理解できるようにことばが選ばれることが重要である，ということになる。

　少なくとも教育の場で「話し手」には次のようなランクがあると著者は考える。
1. 難しいことをやさしいことばで話すことができる。
2. 難しいことを難しいことばで話す。
3. やさしいことをやさしいことばで話す。
4. やさしいことなのに難しいことばでしか話せない。

　この4ランクの中で最もよい話し手が1.であることはいまさら言うまでもなかろう。ところが実際にはなかなかそうはいきにくい点がある。一つには難しいことを言う＝それだけ難しいことを知っているのは頭がよいとでもいうような，難しいことばに対する妙な「信仰」めいたものが日本人の間にはあり，そしてそれが話し手に「権威」を与えることがあるということである。医療者にはとかくやさしいことばを軽べつする傾向が強いようで，それが専門語の羅列になったりすることになり，その調子で患者や家族に話をするから結果として理解が得られにくくなる。

　たしかに専門語を使った方が説明をする上でことばが少なくて済み，

時間の上で経済的という利点がなくはない。それは医療者間での勉強会・研究会などの場ではまかりとおるのかもしれないが，そうでない場では効果的とはいえない。こうした点を是正するには常々専門語を一般語ではどういうか，また難しい原理をどのようにわかりやすい例え話で説明するかということの研究が必要であると考える。

　余　談　「鳩翁道話」（「まえがき」参照）の冒頭にはこんな話が出ている。京都北部の鞍馬口で，ある薬屋が「かくらん」（今日でいえば熱中症か）の薬を作ったのでその看板を書いてくれとある医師に依頼したところ，その医師はかなで「はくらんのくすり」と書いた。そこで薬屋はなぜ「かくらん」の薬と書いてくれなかったかと抗議すると，医師は「このあたりではみんな『はくらん』と呼んでいる。どんな効き目のある薬でも買う者にわからなかったら何にもならんではないか」と答えたという。鳩翁はこの話を引いてどんなに有り難い教えでも聞き手に理解されなかったら何にもならないから，わかる話をするのだと説明しているのだが，これはまさに至言であろう。

VI.「やる気にさせる」ことば

　ヤマイというものは自分からなおろうとする努力の有無が運命を左右すると昔から言われており，医療とはそれを手助けすることに過ぎないとされている。その意味では少しでも患者自身がヤマイから立ち直ろうという意欲を出させることが必要であることはいうまでもない。そのための工夫は別章での「説得」や「動機づけ」とも関係することであるが医療者の一言が「やる気にさせる」ことは大いにあり得る。

1．わずかのことでもほめる
　その基本は「ほめる」ことにある。あまりにも見えすいていれば別であるが，ほめられて怒る人はいない。例えばヘビー・スモーカーがタバ

コの本数を減らすように勧告されたとして、その後彼なりに努力して「30本を25本にしました」と報告してきた場合、「たった5本じゃ減らしたことにもならない」と言ってしまったら、それこそミもフタもないことになってしまう。スモーカーにとってたとえ5本といえども減らせたということは、大変な努力を払った結果なのである。「いやいや、なかなか立派な努力です」と言われて悪い気がするはずはない。

2. 支持・肯定する

　少なくともその方向性が健康の回復に役立つと考えられる限り、「こうやってみた」「こうしてみたいと思う」という患者の発言には支持し、肯定する。こういう場合には確認してみたい気持ちがあるので、肯定されることが力強く感じられるものだ。方向性が少々ちがうようだという場合でも「それもよいけれど」と一旦は支持・肯定しておいて、その上で「○○した方がベターじゃないかと思います」というふうに言えば、「そうじゃなくて…」ということばをはさむよりもより効果的である。

3.「前よりよい」という表現

　病状の回復が期待したほどでない場合、患者は当然それを気にする。これはちょうど山登りの際に、ある時間歩いたのにまだ先があることが判ったときの反応によく似ている。「なんだ、こんなにがんばったのに、まだ…」という気持ちである。しかし山というものはわずかづつでも登り続けている限りは、登山口よりは確実に高度をかせいでいるものなのである。あまり判然とした結果が出ていなくても、「前はこんなこともできなかったでしょう？それがこれだけできるようになったんですから、やっぱり進歩はあったんですよ」と言ってやればまた「やる気」は出てくるものである。

4. 余裕をもたせる

　どんなことでも短時間に急いで結果を出そうとすればうまくいかなく

なることが多い。「せいてはことをし損ずる」と昔からいう。患者は当然早く不自由さから立ち直りたいと考えるから，結果を早く出そうとしてあせってしまう。それは多分結果としてはあまりよいものをもたらすまい。余裕をもたせ，余裕を感じさせることが一番よい。「決して無理しなくていいんですよ」という一言が大事である。

⇨この章で併読・参考にするとよい本の紹介

1. 医療はコミュニケーション，医療の人間学3，石川雄一編，講談社刊，1993
〔コメント〕さまざまな医療場面におけるコミュニケーションのとり方について解説。

2. 医療とことば，永井友二郎・阿部正和編，中外医学社刊，1990
〔コメント〕「実地医家のための会」を主催する編者が，その会が発足した25年前の原点に立ち戻って編集した「ことば」の問題の集大成。

3. 言葉の心理作戦，多湖　輝著，GOMA BOOKS，ごま書房刊，1974
〔コメント〕この当時ベスト・セラー「頭の体操」を著した著者がことばの問題に挑んだ本。

4. 落語で学ぶ生活習慣病，丹村敏則著，南山堂刊，1997
〔コメント〕学生時代から古典落語に親しんだ著者が，落語を教材にして一般向けに書いた高血圧，高脂血症などの「生活習慣病」の解説書。どのようにわかりやすく解説するかの手本。

第3章　痛みをとらえる

　痛みの問題は患者すべての問題であるといってよい。痛みと一口にはいうが，その種類も多い上に疾患によって，また個人差の問題もある。しかし医療者としては最も多く，しかも迅速に対処を迫られることの多い問題である。

I. 痛みの種類

1.「説明のつく」痛み
　激しい痛みとして知られているものに，狭心症のときの胸痛，胆石のときの疼痛などがある。これらはそうした疾患にとっての固有症状ともなっており，診断もつきやすく，それに相応する検査所見も得られるので，そういう意味では医療者側にとって「説明のつく」痛みである。また一時的にでも緩和の手段がある痛みである。

2.「説明のつかない」痛み
　検査所見にもそれ相応の所見がなく，投与中の薬物の副作用も考えにくい痛みもある。これが「説明のつかない」痛みであり，往々にして身体疾患の病棟でもみられるものである。

　　余　談　この「説明のつかない」痛みの一部として，患者が痛みを訴えるときの表現の問題がある。どんな痛みかということは診断上重要であるから必ず聴取されるのであるが，そこに医学用語とは異なる表現様式がある

ことも知っておく必要があろう。地方によってはそれが方言である場合もある。著者の兄は内科医であったが，静岡県の病院に赴任していたとき，患者が「キヤキヤする」と訴えているのを理解するのにかなり時間がかかったと言っていた。これはどうやら「締めつけられるような感じと冷たい感じを伴った痛み」ということだったようだ。

①疼痛性障害（精神痛）
　全く身体的な病変がないのに，疼痛だけがあり，しかも精神的要素の大きいものをかつては「精神痛」と呼んだが，DSM-IVでは「疼痛性障害」と呼ばれている。

②装具との不適合からの痛み
　義歯や義肢といった装具を着用した場合に理論的には適合しているはずであるのに，患者は痛みを訴えることがよくある。装具と身体との接着点の微妙な問題があり，その部分が静止した状態と何らかの運動をした場合とでは接着が変化をするし，身体側も接着による変化を起こすということも考慮されなければならない。「リハビリに積極性が欠ける」とみなされる患者の場合に，こうした問題があることも予想される。

　　余　談　著者自身も義歯を着用するようになって，噛めるか噛めないかの問題が大きな影響のあるものと初めて知った。入念に作られた義歯ではあったが，やはり噛み切れないものもあって，食物の嗜好も変わってしまった。また装着しているということもどうかすると気になることがあった。義歯が自分の肉体の一部になってしまうまでには，まだかなり時間もかかりそうである。

③幻肢痛
　四肢のどこかを切断されたケースで，どうかすると失った部分の痛みを感ずるという現象がある。これを「幻肢痛」というが，生理学的な説明のつかない現象で，幻覚の範疇に入る。本人に失ったものがもしあっ

たら，という希望的なものが投影されたと考えられなくはない。数としては稀である。

④その他
　①〜③のどれにも属さないものもあり，実はそれが「説明のつかない痛み」の大部分を占める。大抵こういう例はリエゾン精神医学（68頁）の対象となり，何か精神的原因があると考えられがちであるが，そうした原因（心因）がはっきりと特定できる例の方が少ない。それだけに「解釈」という点では大きな問題提起となって依頼を受けた精神科医もまた悩まされることが多い。

II. 痛みの耐性

1. 受容態勢の有無
　痛みに対してがまん強いかどうかは，一つには後で述べるように性格が負う部分がある。しかし，その点とは別な次元で痛みに対する耐性を決定するものに，近親者の支持や慰めが効果的であるかどうかという点があるといわれる。もちろん医療者側の受容ということもこの場合は耐性に加算することであろう。本人が「痛い」といっている場合，痛みの存在についての客観的な判定方法がない以上，「痛い」ものとして認めてやらなくてはならない。その客観的な根拠を欠いたまま，「痛いはずがない」などというのは暴言になる。
　イギリスのホスピスでは Not doing, but being（「何かをするより，傍に居て」）という語があるという。誰かが傍に居てくれて痛いというところをさすってくれるだけでも患者のためにはなるのである。あたふたとステーションに走って医師に連絡したり，その指示を受けて鎮痛剤をとってくることよりも，傍にいてあげる方がずっと効果的なのである。それほど「全体的に」受け容れられることが痛みを緩和することになる。

余　談　例えば野球でデッドボールを受けた場合，味方の応援団から「痛くない，痛くない」という声がかけられることがある。応援している人には痛くなくて当然だろう。もちろんそれは激励の意味を込めてのことであるわけだが，こういう言い方は臨床場面では適切ではない。それをいうなら，「痛いね，痛いね。痛いだろうけれどがんばろうね」という方が適切である。

2. 痛みと感情の動き

　痛みと感情の動きは密接に関係している。抑うつ気分という状態は感情の細かい動きの一つであるが，経験的事実として虫歯が痛んでしようがないとき，たとえば登山に出掛けているさなかのことですぐに処置をしてくれる歯科医院が近くにない場合には，それがいつまでも疼いて，とても登山を楽しむ気分にはなれないだろう。痛みがあれば，それに抑うつ気分が誘発されるということはあり得ることである。

　一方気分が晴れず，うつうつとして家で何もする気になれず，ただごろごろと横になっているうちに，体のどこかが痛くなってくるというようなこともまた経験的事実としてあり得る。うつ病の身体症状としては後頭部の頭痛がかなり高率にみられるということも，抑うつ気分と痛みとの深い関係を示唆している。

　痛みと抑うつ気分とは，ちょうど鶏と卵の関係のようなもので，どちらが先ともいえないが，他の感情の動きである不安となると少し話が違ってくる。突然の痛みに襲われた場合にその原因に思いあたるところがなければその途端に不安が生ずるということがある。その逆に強い不安に見舞われた場合に胸の痛みを感ずることがある。パニック・ディスオーダー（77頁）の症状の一つに明らかに胸痛が挙げられていることも一つの証拠となろう。

　不安と痛みもほぼ同様な関係のようで，不安が先行した場合に痛みを強く感じるということがある。例えば被検者を二つのグループに分けておき，これから痛みを感じてもらうという実験をする。一つのグループには予め実験に何の危険もなく，ほんの僅かの時間で済むからと説明し

ておき，他のグループには，人によってはあるいは危険なこともあるかも知れないこと，そして実験の時間は決して短いものでないことを告げておく。こうして同程度の痛みを与えると明らかに前者よりも後者の方が痛みを感じる程度が大きかったという結果が出る。このことから不安を前以て静めておくことが，痛みの感じ方を下げるという効果があることが判る。この点では医療機関の内部塗装や装飾，BGMなどが不安を緩和するようにもっと技術的な考慮が払われてよいといえよう。

余 談 著者自身歯に関してはおよそ人に自慢できない。長年歯科のお世話になっているのだが，近頃の歯科では患者を仰むけに寝かしている（昔は椅子に座るだけだった）。こういう姿勢をとらされるといやでも部屋の天井が目に入る。しかしこの天井なるものが如何に殺風景であることか。ここがもっと気を楽にできそうなデザインになっているといったような配慮がなされないものかと思うのである。小児歯科だったらミッキーマウスでも貼りつけておいたらよい。またあの歯科器材の金属音も痛みを「条件反射」的に増強させている。これを打ち消すくらいにBGMを流したらどうか…などと考えているのだが…。

3. 痛みと性格

「がまん強い」かそうでないかということも痛みには関係してくる。「がまん強さ」という点からいえばいわゆる「タイプA」（30頁）がその一つの特性としてもっている点であるが，ふだんから「医者嫌い」で定期健康診断の受診すら拒否してなかなか生活様式の変更をしない点があり，このために病気の発見の機会を逃すことがある。

逆にがまん強くない性格には次のようなものがある。

①**感情未熟性格**：別名でヒステリー性格と呼ばれるもので，感情が大人らしく成熟していないためにちょっとした苦痛にも耐えにくく，オーバーな表現をしやすい。

②**依存性性格**：他人をことごとに頼りにする性格であるので、他人から「見捨てられる」かも知れないという不安をもちやすい。その不安がまた痛みを増強する。

③**自己愛性格**：いわゆるナルシズムの強い性格で、思い通りにいかない状態には耐えられない。

④**強迫性性格**：自分が納得しないことはなかなか受け入れない性格で、不安も強い。痛みがあるということ自体、自分の中にあることは許し難いことであり、そのために固執しやすいという点がある。

4. 痛みと家族的背景

兄弟が多かった昔は兄弟の中の上位者が弟や妹の面倒を見ることが要請され、それはごく自然に受入れられていたから、そうした兄弟の上位者の方が下位者よりがまん強いといえた。上位者の方が比較的に超自我（31頁）が強くなるということも加担した結果であろう。近頃は兄弟の数も少なく、「一人っ子」が増加しており、また親の養育態度も子供に対して過保護的であるために一般にいわれるように「がまん強さ」の点では昔より劣るという点があげられる。

III. 痛みのメカニズムとコントロール

生理学的に、そもそも痛みとは何らかの身体的な変化を知らせるための警告であるということは昔から知られており、とくに「理解できる痛み」では神経の末端のレセプターが刺激をとらえて、その信号を神経を介して大脳に伝えた結果であることは既に常識である。しかしそれでも感じられる痛みに強弱があるのは、そこに何らかの形で痛みを伝えることへの関門が脊髄の後角にあり、さらには認知や大脳自体から痛みの伝え方を抑えるハタラキもあるという仮説（ゲート・コントロール理論）

が出てきている（図8）。

　これは痛みという現象を患者に説明するのに、「気のせい」とか「神経のせい」などというあいまいな語で片づけてしまうことで患者の怒りを買ったり、ときには医療不信さえも植えつけることになるよりも、多少とも知識欲の旺盛な現代日本人には納得できそうな説明法になるだろう。しかし相手によっては「セキズイコウカク」などという一般人になじみのない用語を使うと話は進まない場合もあろう。そんなときは「痛みという知覚はみんながみんな脳へ伝えられるのではなくて、途中に『関所』があってそこで止められるものもある。心配ごとがあったり、絶望したりしてこころが乱されるとこの関所が開きっ放しになってしまって痛みをストレートに伝えるようになってしまう。だから心配ごとを解決したり、先に希望をもったりしてこの『関所』がしっかりとはたらくようにしなければならない」というふうに説くのがよいかも知れない。

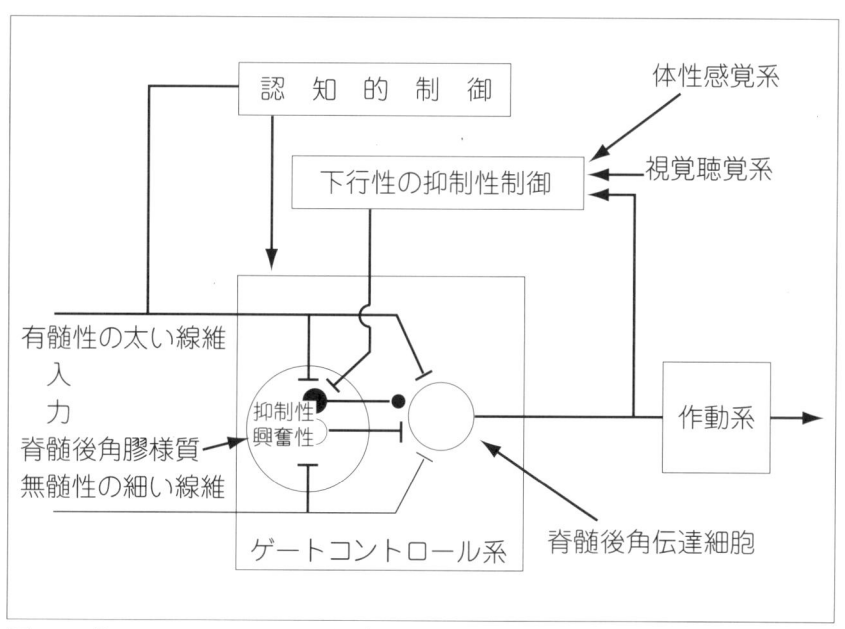

図8　ゲートコントロール説（Melzack & Wall, 1982より改変）

余 談 満員電車の中で足を踏んだの踏まれたのというトラブルがよく起こる。
　一般的に男性が踏まれた場合，相手がオッチャンなら喧嘩になるが妙齢のご婦人のハイヒールの場合には痛さはその方が強くても喧嘩になるどころか，お礼をいったりするなどと落語の中では語られている。まさにそれこそ「ゲートコントロール」のなせるわざに違いない。

IV. 薬物によるコントロール

　痛みがケシから抽出されたモルヒネで抑えられるという経験的事実はエジプト文明のころから知られていたが，このモルヒネが成分として確かめられたのが19世紀初頭で，1970年代にはこのモルヒネと結合する脳内のレセプターが特定され，さらにはこのレセプターと結合する脳内物質が特定されてエンドルフィンと名付けられた（「エンド」は生体内の意味，「フィン」はモルヒネの英語読み「モルフィン」の語尾）。これにより，中国で行われていたハリ治療は刺激によってエンドルフィンの分泌が起こることによって有効となったこと，痛みを感ずる程度とエンドルフィンのレベルに関係があることなどが説明されるようになった。
　モルヒネは鎮痛剤として長い歴史があるが嗜癖を形成しやすく，また禁断症状（離脱症状）が強いということから使用については慎重さが求められてきた。しかし昨今緩和ケア・チームの登場とともに経口剤（徐放剤）や坐薬によって血中濃度の適正なコントロールもなされるようになり，ガンの末期性の痛みにもよく用いられるようになった。WHOでは一定の方式（非ステロイド消炎鎮痛剤＋鎮痛補助薬を使用する第1段階から弱麻薬を使用する第2段階を経て，さらに強麻薬を使用する第3段階までの3段階方式）を設定していて，この効果は70〜90％にも達して本邦でも普及している。

⇨**この章で併読・参考にするとよい本の紹介**

1. 痛みの心理学,疾患中心から患者中心へ,丸田俊彦著,中公新書935,中央公論社刊 1993
〔コメント〕一般向けであるが,痛みの問題を多方面から解説したコンパクトな本。

2. 痛みの話,生活から治療から研究から,佐藤愛子他著,日本文化科学社刊,1991
〔コメント〕痛みについていろいろな角度からとらえている医療者用入門書。

3. いたみ(疼痛の臨床),岩鶴龍三著,金原出版刊,初版1950
〔コメント〕およそ「痛み」という問題に関しての本邦の著作の中で,おそらく初めてに近い古典である。主として身体疾患による疼痛の問題の集大成。

第4章　患者とくすり

「このくすり，大丈夫でしょうか？」
　初めて処方する場合に患者からこう聞かれることがある。よほどくすりに対する不安や医療に対する不信の持ち主なのかもしれないが，思わず苦笑させられてしまう。こういう人でもまさか新幹線に乗るとき，運転手に「あんた，事故は起こさないだろうね」と念を押すようなことはしないだろうに…。
　処方する側としては当然ながら自分のその時点での医学的知識を総動員して，大丈夫という確信があるから処方するのであるし，もしそこにまちがいがあれば「業務上過失傷害」悪くすれば「致死」として刑法上の罪にも問われるのである。これまでいろいろな薬害が問題化してきたことだから，そのような不安・不信もあながち過剰とはいえないのかも知れない。そんなに心配するくらいならなぜ病院に来たのかと考えたくなるところだが，それでも自分の体の心配の方がくすりへの不安・医療への不信を上回ったから病院に来ざるを得なかったという心情をまず察してやるべきなのだろうし，十分な説明で不信感をはらってやる必要があろう。
　医師の指示したとおり患者が服薬することをコンプライアンス（compliance）といい，その高低が問題になる。東北大医学部長の吉永馨氏の調査（第6回医療シンポジウム「二十一世紀への医療」での基調講演）によると，降圧剤について患者を対象とした調査で「指示どおり薬を飲んでいない」という答は35％あったという。これに対して医師側の意識調査では「指示どおり薬を飲んでいないと予想される」患者の割合は16％程度という結果であったという。さらに患者が指示どお

り飲まないという理由としては「飲み忘れ」が26％で最も多く，次いで「間隔をあけて飲む」が約10％，「量を減らして飲む」が9％，「血圧が下がったからやめた」が4％，「もらったが全く飲まない」が2％という順であったという．

　一般患者が「くすり」というものをどのようにとらえているかについて，以下列挙してみよう．このことは薬剤の説明の際に重要な意味をもってくると思われる．

I. 処方薬と売薬の差が意識されていない

　一般人は「くすり」という語で一括されるためか，医療機関で処方された「くすり」も一般薬局で販売さている売薬の「くすり」も同列に考えているフシがある．例えば「風邪のくすり」や「胃のくすり」は必ずしも内科だけで処方される場合ばかりでなく，普段定期的に通院している科の担当医から処方される場合もある（精神科でさえこの点は同様である）．多分症状がおさまってしまえば患者自身の判断で服薬を止めてしまうだろうが，問題は残った薬の行方で，「風邪のくすり」「胃のくすり」と書かれて救急箱あたりに保存され，家庭薬の「総合感冒錠」と同格に家族の誰かがまたそれを服用することになるということである．

　処方の内容によってはこのようなこともたいしたことではないだろうが，本来医療機関で処方された薬剤は，処方された当人に対してのものであって，たとえ家族といえども当人以外の人が服用してよいものではないはずである．「胃のくすり」といっても胃酸の強弱で処方内容がちがうはずであり，制酸性のある薬剤を無酸性の患者が服用するのは適切でないはずである．

　さらにこうした「くすりの融通」はときとして「心臓のくすり」にさえ及ぶ．そして家族内ならまだしも，「これ，とってもいいから飲んでごらんよ」とばかりに他人にさえ勧められたりもしている．あるいはその逆に他人に処方されたくすりをねだったりする人もいる．このような

「くすりの融通」が幸いにしてまだ事故となった事例が報道されたことはないようであるが，決して好ましいことでないことはたしかである。著者は自分のところへ通院している患者に対して，そのような事実を知ったときには決してそんなことをしないように注意をしているが，ほとんどの患者はあまり真剣に聞いていないようだ。

この点は処方薬が患者に手渡される段階で，例えば薬袋に一行の注意事項として書き加えられるべきことではないかと常々考えていることである。

II. くすりの強弱についての問題

くすりに「強いくすり」と「弱いくすり」があるということは一般人も知っているわけであるが，この表現が医療者との間で一致している場合ばかりとは限らないから決して安易に用いるべきではない。患者側には「強いくすり」ということばには敏感な人が少なくない。「強い」くすりは副作用もまた「強い」と考える。このことはまちがいではないが「強い」くすりという表現に対する「怖さ」が問題である。治療の必要性によっては敢えて「強い」くすりも使うこともやむを得ない場合があるのはふだんの臨床場面では当然のことなのだが，それはそのまま専門知識のない患者の「常識」にはなり得ない。

中にはそういう点を考慮してか，「あまり飲まないようにして下さい」などという注意を与える医師もいるが，これはあまり適切とはいえない。元来医療機関で処方するということは治療上の必要があって行うことなのであり，当然それを患者が服用することを前提としているものである。多分そのような但し書きのついたくすりは服用される可能性は低いだろう。最近の医療費の患者負担分のことを考えれば，これは無駄な失費を敢えて課することにもなる。もし「飲まないようにする」ものなら，それは敢えて処方するべきではない。恐らくはこのようなケースは「屯用」の意味であろうが，それならはっきりとどのような場合に服用すべきか

を指示すべきである。現場での患者数の多さから十分な診察時間が確保できない事情のためと考えられるが，このような場合には薬局での追加説明を要するのではないかと考える。

余　談　ある病院で患者サービスとして，薬袋に薬の名と「一行解説」を加えることになった。ところがある日患者の一人がびっくりしたような顔つきで「先生，私の薬はそんなに強い薬なのですか？」と聞くのである。「なんで？」と聞くとその患者は薬袋を見せて「ここに『強力精神安定剤』って書いてあるんですが」という。この患者は精神分裂病で抗精神病薬を処方していて安定状態にある人なのだが，なるほどそこにはそのように書かれていた。早速薬剤部に連絡して他の表現に改めるようにしてもらったのだが，このような大きな不安をまきおこす表現は避けるべきであることはいうまでもない（たしかにいわゆる効能書きには『強力精神安定剤』というメーカーの表示はあったのだが，こういう点をウノミにすべきではない）。

III.「安定剤」「睡眠薬」をめぐる問題点

II. に関連していわゆる「安定剤」についてのさまざまな誤解がある点をあげておきたい。これは患者側ばかりでなく，ときとして医療者側にもあり得る問題点である。

1.「強い安定剤」と「弱い安定剤」

今日では「抗精神病薬」「抗不安薬」という名称が使われるようになったが，以前はメジャー・トランキライザー，マイナー・トランキライザーという名称で呼ばれた時代があった。このメジャー・マイナーという語は「大・小」と訳されることが多いので，どうしても「メジャーは強い」「マイナーは弱い」という印象を与えてしまう。この印象が精神科以外の年輩の医療者に強く残ったせいか，いまでもこの2種類の薬

剤を「強―弱」で考える傾向がまだ強いようである。

　しかし抗精神病薬・抗不安薬に関する限り，これは決して正しくはない。じつはこの場合の「メジャー・マイナー」とは，クラシック音楽でいう「メジャー・マイナー」，すなわち長調と短調と同じだと考えるとよい。つまりニュアンスのちがいなのである。こと筋弛緩作用に関してはむしろ「マイナー」の方が強い。これを誤解して「マイナーは弱い」と考えて分量を多く筋肉注射したり，早く効果を得ようとして静脈注射などを行ったりすれば年齢によっては呼吸筋をマヒさせることにもなりかねない。

2.「安定剤」という用語の印象

　いつからか「トランキライザー」という英語の訳語が「精神安定剤」とされて以来この用語がすっかり定着して「安定剤」という略称までまかり通るようになった。しかし誰が初めてこのように訳したのかは知らないが，決して適切な訳語とは思えない。そもそも「トランキライザー」という語のもとはラテン語の「トランキロー」であり，これは今なお音楽用語として生きていてその意味は「静かに」ということなのである。「静穏化剤」とでもいうならまだ原語のニュアンスが残っているのだが，「安定」というニュアンスはどこにもない。「安定」剤なら「トランキライザー」ではなく「スタビライザー」でなくてはならないはずである。

　この訳語は精神科の医療者以外の人に大きな誤解を与えることとなった。精神科以外の科であれこれ苦情を言ったり，訴えが多くて「あつかいにくい」とされる患者（話をよく聞いてみればその内容に無理からぬ点がある場合も決して少なくないのだが）がいると，簡単に「精神安定剤」が処方される。医療者側にとっての「うるささ」がこれで解消されると考えているかのようである。しかし苦情や苦訴を言わなくなるという意味での「精神安定」は期待できない。「安定剤」の中の抗不安薬には催眠作用や筋弛緩作用があるために，ときにはそれが昼間の眠気や体のだるさの形で患者の不快感をつのらせる結果になることもある。

余　談　著者の恩師・故塩崎昇吉名誉教授はこの抗不安薬と精神療法の関係について，「抗不安薬は酒，精神療法は商談と考えるとよい。商談に酒席が使われるのは一杯飲ませて相手をいい気分にさせてこちらのいうことをきかせるためなので，その『こちらのいうことをきかせる』という点では商談と精神療法は同じようなものである。その酒を商談なしに相手に送りつけただけでは何の効果もない。また酒を余計に飲ませれば人によっては余計うるさくなるだけである」とよく語られたものであった。「安定剤」を処方するのなら，なにがしかの精神療法を施してこそ意味があるという点はまさにその本質をよくあらわしていると今でも思う。

3．怖がられる「睡眠薬」・誤解されやすい「就寝前薬」

　「睡眠薬」という名を怖がる人は少なくない。続けて服用しているうちに，服用しないと眠れなくなったら大変だから，というのがその理由の多くを占めているようだ。たしかにこの種のくすりは嗜癖形成という問題があり，内容によっては離脱ということが容易でなくなるものもある。しかしそれは長い期間，しかも自分勝手にだんだんと量を増やして服用し続けた場合のことであり，現在使用されている薬剤を短期間，医師の指示どおり服用する限りはそれほど問題にならないはずである。

　昔用いられたバルビタール系や，ブロムワレリル尿素系の熟眠剤は，今日では精神科以外で処方されることはほとんどないし，精神科にあってさえ稀になってきた。今日よく処方されるのは，ほとんどがベンゾジアゼピン系を中心にした薬剤で，いうなれば抗不安薬の中でとくに催眠作用が大きいものである。だから「睡眠薬」というより「催眠誘導剤」という名が用いられている。この辺のことを患者は知らず，「睡眠薬」という古来の名で考えてしまうことが多いから，よく説明する必要がある。

　また用法として寝る前に服用する薬剤を「就寝前薬」と呼ぶが，これは必ずしも「寝るためのくすり」とは限らない。抗てんかん薬や抗うつ薬，抗精神病薬の場合は1日のうちの4回目の服薬分となっていることもあり得るし，他の薬剤でも同様のことがあろうと思われるのだが，

多くの患者は「寝るためのくすり」と考えている。従って「寝られるのなら服用しなくていいだろう」という判断がはたらいて，結果的に1日分の薬剤の3/4しか服用されていないということになることがあるので，この点もよく説明が要る。

IV. 患者の判断による服薬の中断

1. まわりからの「雑音」による場合

治療上の必要からかなり長期にわたって服用し，勝手に中止することが正しくない薬剤がある。例えば抗てんかん薬，血圧降下剤などがそれで，「服用しなくてはいけないくすり」なのであるが，患者の周囲に服薬の内容も知らず，専門知識もないのに物知り顔で「そういう薬は長く服用すべきではない」という発言をして患者を迷わせる存在が往々にしてある。いわゆる医学情報が普及して健康に対する関心が深まることは結構なことであるが，無責任なこのような発言がしばしば患者の一方的な服薬中止をまねき，結果的に病状を悪化させることがあることは知っておく必要がある。

2. 風邪などによる場合

風邪をひいて風邪ぐすりを服用するについて，くすりの併用を避ける意味から中止してしまうケースがよくある。てんかんの場合には発熱がかえって発作を誘発する方に加担しやすいので，むしろその場合にこそ確実な服用が大事なのである。

V. 誤解される用法

食後，食前，食間…といった用法上の指示も誤解されることがある。食後，食前はほとんど誤解はないが，食間，すなわち「食事の間に」と

いう指示は「食事と食事の間」ということではなく「食事中に」と解釈していた例がある。ちょっとした笑い話めくが，坐薬を「座って飲むくすり」と思った人も実際にいる。「誰が聞いてもまちがえない指示」となるような用語を工夫しなければならない。

> **余　談**　小咄にこんなのがある。目薬を買った男，用い方の紙を読んでみると「めじりにさすべし」とある。「めじり」を「女尻」と考えた男，女房をよんで尻をまくらせて薬をさす。つめたいものがかかったので女房はくすぐったがって思わず一発，とたんにしずくが男の目に入った。「アッ，こうしてつけるのか。してみると独り者にはさせねえ薬だ」

VI. 副作用の説明

　用法以上に患者によく説明すべきは副作用のことである。「薬害」「薬漬け」という報道がなされることによって，副作用に対する患者の感覚は過敏になってきている。予想される副作用はすべて説明することが原則ではあるのだが，患者の側から見るとあれもこれもと頻度のおよそ低いものまで列挙されると服用することにためらいを感じることにもなる。前述の II. や III. のことも含めて，あまり不安を与えないような表現上の工夫をしながらの説明を行うことが必要になる。膨大な種類・数の薬剤についてここでいちいちそれをとりあげるだけの紙数はないが，この説明の仕方や注意書の表現法については現場の医師・看護者の意見を十分聴取して行うべきであって，メーカーが用意している効能書きの丸写しをしてこと足れりとすべきではないことは前述のとおりである。

VII. 患者の「くすり」の表現

1.「赤い」くすりと「青い」くすり，「白い」くすり，粉のくすり

診察場面で患者がよく「赤いくすり」とか「青いくすり」という表現を使う。薬の名前がはっきりと知らされていない場合が多く，またヒートシールになっていても薬名のところが折られていたり，折られていなくても書かれているのが横文字であったりするとこのような表現をせざるを得ないからであろう。ふつうに考えるとこの表現をつい錠剤の色と考えてしまいがちであるが（実際そのような場合もある），そうでない場合もある。実はヒートシール自体の色だったり，ときにはヒートシールに書かれた文字の色だったことがあった。著者のところにはくすりの見本の台帳があり，このような場合には見本を見せて特定するようにしているが，それでもなかなかむずかしい場合がある。

　「白い」くすりという表現にはいつも泣かされる。「白いくすり」は実に多い。まして「粉のくすり」に至っては薬局に持ち込んでも特定はむずかしい。他の医療機関から紹介状なしに自己都合で転院を希望してきた患者の場合，気を利かせてそれまでに服用していたくすりを持参してくるのはよいのだが，見本台帳と照合しても特定できず，薬局で特定してもらうのがまた時間がかかる。そうした「受け手」の苦労は患者側に理解してもらえていないようだ。しかし患者側にとって自己都合の転院はそれまで世話になった医療機関に対して義理を欠くことになるという思いが強く，紹介状はもとより服用中の薬をメモ書きしてもらうことについてすらも遠慮することになるからであろうという事情は大いに察しなければなるまい。

2. 中身が同じでも「ちがうくすり」

　同じ成分のくすりが複数の製薬会社でつくられているケースは少なくない。ときにはその外観がちがうことがある。A病院でaという薬剤が処方されていたとしよう。処方を受けていた患者が都合でB病院に転院した。B病院ではA病院からの紹介状を受け取り，同じ処方にしようとしたが，あいにくとaという薬剤がなく全く同じ成分のa'という薬剤があったのでそれを処方したが，aとa'では外観がちがう。患者はくすりがちがっているという。こういうことはとくに神経質な患者の多い

精神科ではよくあることなのだが，精神科以外でも全くないとはいえない。ある意味では次項のプラシボー効果がそこに加担することもある。いまどきはどこの病院も経営の合理化のために一種類の薬剤に対して複数の商品を置かないようにしているところが多いので，このようなトラブルも以前より起きやすくなっているようだ。

VIII. プラシボー（偽薬）効果

　くすりにはプラシボー（偽薬）効果というものがある。効くと信じて服用すれば，全く薬効のないものでもなにがしかの効果があることをいう。最近の新しい薬剤の発売前の臨床試験ではこの効果を全く取り除く目的で二重盲検法が採用されている。これはただ一人を除いて，医師も患者もどれがホンモノでどれが偽薬か外見からでは全く判断できない偽薬をまぜて処方し，その効果を比較するという方法である。
　これほど「信じる」ということの効果は大きいのであるが，鎮痛剤や催眠誘導剤を患者があまりたびたびその処方を要求する場合，嗜癖化を防ぐ目的で乳酸カルシウムか乳糖が偽薬として使われることがある。元来乳酸カルシウムや乳糖は賦形剤として用いられるものであるのだが，ときにはこうした偽薬効果を期待した処方の場合があるので処方医にその点の確認をするのがよいと考える。

IX. 新聞報道と新薬

　よくあることだが，新聞に「○○の新薬が発見された」といった報道がなされることがある。たいていは学会等で動物実験の結果が発表されたという段階で，将来的に新しい治療法が誕生することに期待がもてるといった内容なのだが，その翌日ぐらいにその新聞記事を片手に病院にやってきてそれを見せながら，早速その新薬を使ってくれと言ってくる

患者がいる。単に動物実験でよい成績をあげたからといってもすぐそれが製品化されるわけではなく，臨床実験を重ねて安全性がたしかめられるのにもかなりの時間を要することは医療者にとっては「常識」であるのだが，「溺れる者ワラにもすがる」という患者の気持ちがそこにあるからだろう。それほど新聞報道されたくすりには期待が大きいものだと考えなければなるまい。

X. 漢方薬への認識

　最近は各科で漢方薬への認識が高まってきており，日本東洋医学会も大勢の各科臨床医の参加を得て盛況である。とくに中高年層の患者には漢方薬への信頼感が強いようだ。これは漢方薬が古い歴史と経験に裏打ちされていることや，副作用が少ないと考えられていることなどの利点があると考えられているためと思われる。
　しかし漢方では「証」といって独特の体質観があり，（120頁参照）この「証」を踏まえた処方がされないと副作用も起こり得る。
　また漢方は効果のあらわれ方が遅く，痛みを止めたりするような即効性はあまり期待できないものが多い。この点に不満を感じる患者も当然出てくることもあり，あまり過大な期待をもたせることは適当ではない。
　現在販売されている漢方製剤は顆粒で一服づつ包装されているものか，錠剤化さているものとがある。前者については一服の分量がかなりある（大体2g～2.5g）のでオブラートに包みにくかったり，味があまり好ましくないことなど，後者については分量的に1回の錠数が多いこと（1回6錠くらいになる）の欠点が指摘されている。

第5章　新しい医療技術の中で

　第2次世界大戦後，抗生物質の発見以来医療技術は飛躍的に進歩してそれによるさまざまな恩恵がもたらされた。しかし医療以外の世界での技術革新が後にいろいろな公害問題を生んだのと同様に，いわば副作用も生じてくるようになった。その一つに進歩した技術への依存度が高まって医療の現場で患者を一人の人間として診るよりは，各臓器に分解して診るという風潮がみられるようになったという点があげられる。

　またわが国では民主主義が定着し，個人の権利意識が高まってきた。医療をめぐる紛争も増加し，医療への批判も数々聞かれるようになってきた。こうした変化に伴って，医療の面でもその考え方において大きな変革が求められてきている。

I. インフォームド・コンセント

1. その原則が確立されるまで

　インフォームド・コンセント（以下 IC と略す）とは文字どおりの和訳としては「知らされた上での同意」とされており，治療者が患者に対して必要な説明をし，その上で同意を得るという手続きと理解されていることが多い。しかし「必要な説明をし，同意を得る」というだけではこれまでの医療の中でも当然の常識であり，それだけでは何ら新しいことにはならない。

　第2次世界大戦下ドイツでユダヤ人の迫害が大規模に行われる中で戦争の遂行目的から数々の人体実験が行われ，少なからぬ数の医師がこ

れに必ずしも強制された形でなく，むしろ医学の進歩に益すると考えて協力したことが戦後人道への犯罪として裁かれたことに始まる。このことへの反省から1947年それが裁かれた地であるニュルンベルグで「ニュルンベルグ綱領」として人間に対する医学的実験についての被験者の同意の必要性と方法の倫理性がうたわれた。そしてそれが1964年「ヘルシンキ宣言」でその目的がより明確に示された。

1972年米国病院協会は「患者の権利章典に関する宣言」を発表して患者の医療における権利を明確に宣言した。この中で初めてICという語が用いられた。そして1982年には「医療と生物医学的，行動学的研究における倫理問題研究のための大統領委員会」が「患者・医師関係におけるICの倫理的，法的意味についてのレポート」を提出した。これによってICはより具体的に社会的な行動規範・原則として提起されることとなった。

これは要約すると以下の10項目から成っていた。
①この概念は倫理的な性格をもつ。
②倫理的に有効な同意とは相互の尊重と参加による意思決定の過程をいう。
③すべての患者について，如何なる医療の場面でも適応される。
④患者の選択権は医療の枠や医師の道徳的信念を侵したりすることはできず，また自己決定能力に欠ける場合には意思決定の取決めを必要とする。
⑤好ましくないという理由だけで医療者は情報の提供を拒んではならない。
⑥患者が治療の選択のために情報が与えられるようにしなくてはならない。
⑦医療者と患者の意思疎通は教育，資格試験，研修によってなされるようにする。
⑧家族は患者の主体性とプライバシーを損なわない範囲で役割を果たす。
⑨患者との対話の中に医療費の裏付けも必要である。

⑩意思決定能力を欠く患者の利益保護のため，代理人の設定やその検討のための倫理委員会の設置，州司法機関による代理人の指名についての法整備の必要がある。

　内容としてはかなり厳しいものをそこに感ずる。これは個人主義が原則として確立している米国社会だから，という点もなくはない。まだ十分に本当の意味での個人主義が確立しているとはいえない日本社会にそのままの形で輸入して定着させようとすることには，当然なおいくつかの問題があると考えられる。

　この点について日本医師会の生命倫理懇談会は 1990 年，「『説明と同意』についての報告」でそうした問題の存在を認めながらも，この方向性が今後の日本の医療にとって必要なものとして提言している。

　なお 98 年 2 月に東京高裁は「エホバの証人」の信者だった主婦（97 年 8 月死亡）が信仰上の理由から輸血を拒否したのに手術中に輸血されたとして，病院側に損害賠償を請求していた事件に対して，病院側に賠償金を支払えという判決を下したのであった（93 年には東京地裁は輸血拒否は公序良俗に反して無効と退けた）。この判決は患者の自己決定権と十分な説明が欠けていたことを重視した判決で，この問題に大きな一石を投じたのであった。

2. IC で何が変わるのか

　従来の医師・患者関係は「パターナリズム」と呼ばれる。これをそのまま和訳すれば「父権主義」となる（英語の father は形容詞になると paternal となる）。ここでいう「父」は現代のそれではなく，わが国でいえば明治・大正期の「父」である。その頃の父は権限・権威のある家長であり，家庭は家長を頂点としたピラミッド型を構成していた。家族は家長に服従し，家長はその代わり家族各員に対してこまかく気配りをし，教え，指導し，手厚い保護を加えた。これと同じ態度で弱者に対して接することをいう。そこにはあくまで強者・弱者の上下関係が伴う。

　今日の日本の家庭でこのような家長的父親が厳然としている家庭は少数派であろう。都会のサラリーマンの家庭では父親の存在感が薄いため

に，却って子供の精神的発達面でさまざまな問題が起こっているとさえいわれている。学校でも教師の権威は低下していて，これもまたさまざまな問題を起こす一因といわれている。平等をうたった民主主義が徹底してくれば単なる権威主義が力を失うことは当然の結果であって，それが医療の現場にも及んできたと理解したらよいであろう。

「専門家」には権威があった。この権威というものの源をたずねれば古代の神に行き着く。「神」は実体のないものであるが人々は皆で認め合って権威を与えたものであった。時代が進むうちにその「神」の権威は少しづつ人間に貸し与えられていった。政治上の権力者も単に武力を持っているから権力者になれたのではなく，「神」から権威を分与された形でこそ権威を持てたのである。医療者の権威も全く同様であった。そうした形での権威の分与は分与された者に対していわゆるカリスマ性をもたらした。そのカリスマ性によって，病理学的には説明のつかない形でも疾病が治るという余得ももたらされた。

医療者が人の生死を左右する力を持っているという点は，渋滞の中をサイレンを鳴らしてすり抜けていく救急車に象徴されるような絶対性をもっていた。人の生命を救うためであるならば，多少法律に触れることでも免責された。患者のためになると思えば，当人や家族の同意などはねつけてでも医療行為を強引に進めることもあり得た。たしかに医療者として緊急の医療行為を行っている場面でならば法律でいう「緊急避難」であるから，そのようなこともあるだろう。だがそれは実は場面が限定されての話であり，常にそうだというわけにはいかないことなのである。こうした特権意識がいつの間にか普遍化し，そうした緊急時の仕事をしていない場面であっても，医療者は医療者であるというだけの理由で特別扱いされることが常識化していた。

人間として患者と医療者は同等という原則があるとしても，医学知識の面では勿論両者には大きな差がある。「素人に何が判るか」などと言わずにその差を少しでも埋める努力を払っていこうというのが上のICの10原則のうちの⑥である。千葉県のある病院ではこの原則を尊重して患者のための図書室を設置しているところもある。「説明と同意」と

いうことばの通り一辺の意味だけでならこれまでの医療の現場でも行われていなかったわけではない。ICでいう「説明」は相手が理解しようがしまいが，とにかく説明はしましたよという事務的手続きのことではなくて，そこに共感感情を伴った「説明」とされる。つまりそれによって医療という，患者と医療者の共同作業を行うためのプロセスだというのである。

　一方これによって患者の側にも自分の状態を理解するための努力を払うことが必要とされた。平均的日本人は好奇心が旺盛だといわれており，近頃は活字・電波のメディアでも健康問題がよくとりあげられているので，例えば鶏卵にはコレステロールが多く含まれているというようなことはすでに「常識」といってもよい程である。その気になれば「勉強」することはそう困難な状況ではないのであるが，これまでのパターナリズムに慣れっこになっていて「おまかせ」でこられたものがまかりとおらなくなってきたという点では，これからの金融機関の選択に預金者側も預金先について，公開された情報について十分研究が要るという昨今の経済状況と同様に，困惑をもって迎える人も決して少なくない。しかしこれは「自立」という習慣がこれからの時代に求められていこうとしているという，いわば「意識革命」の一部として理解していかなければならないのかも知れない。

　なお人体に直接的に関係する研究，とくに新薬の治験等に関して医療側の倫理問題を検討する組織として，倫理委員会が1982年に徳島大学医学部に設置された。これを初めとして全国80の医科大学と一部の付属医療機関に設置されるようになった。これによってとくに新薬による治療研究は倫理委員会の統制下におかれるようになり，対象となる患者に対して協力の意思表示を得るという医療者側の義務が課されるようになった。これもICの導入による一つの変化といえよう。

3．その問題点

　10原則のうちの④，⑩が関係する意思決定能力の問題がある。重度の意識障害やいわゆる植物状態にあったりする場合は全く意思決定能力

はないとみなされることに異論をはさむ余地はないが，老年性痴呆や精神疾患の場合が問題である。精神保健福祉法では入院形態の一つとして医療保護入院という形態を規定している。これは本人が入院の必要性をよく理解できずに入院を拒む場合に，本人に代わって保護者が入院に同意するという形で入院をさせるという形態をいうのであるが，ICでの患者の意思尊重に厳格な考えをもつ立場からはこのような代諾（だいだく）制はICの原則に反するという議論が聞かれる。

米国ではこうした場合に本人の意思決定能力についてのテストが行われるようであるがそのテストが果してどこまで意思決定能力を検査できるかという点になお問題があるという。精神医療の現場で医療保護入院の形態にせざるを得ない事例では，患者の病状が重くて家庭内暴力が絶えず，近隣への影響もあって家族の心労が頂点に達している事例であることが多く，一刻も早い入院を要請される。こういう状況で本人の意思決定能力を検討する手続きを要することで時間がかかることが，果して現実的といえるかどうかという論も一方ではでてくることになり，この問題は今後なお議論の対象となることと思われる。

余　談　「医は仁術」という。これは今日でも残っていてときに医師の高額脱税問題が起こったりすると「医は算術」などと皮肉られることがある。一般にこの「仁術」とは一方的に医師が慈悲心を以て貧乏な患者に奉仕するととられがちであるが，「仁」の字をよくみればニンベンに「二」と書く。これは「人が二人」ということであり，実はICの基本である「共感による同意」と意味は同じことになるのである。すなわち「医は仁術」に新しい意味が加わって復権したということになる。

II. ガン等の病名告知の問題

ICの原則の⑤では「患者にとって不快，不確実な情報であっても開示されなくてはならない」としているが，このことはガン等の病名告知

（以下単に「告知」と略す）につながる問題である。従来は告知は患者を絶望させ闘病意欲を失わせるからという，これもパターナリズムの発想から禁忌とされてきた。年配の医師・看護者ほどその意識が強く残っているようである。

告知問題は最近はよく論議の対象となってきており，一般を対象とした調査での多数意見は「自分についての場合なら告知してほしいが，家族がその病気の場合には告知してほしくない」というものであったという。また告知を受けて自分の余命の期間を知ることによって，その余命の間に人生上のいろいろな整理をつけ，家族が自分の死後困ることがないようにしておきたいという希望が叶えられて安心できたという例もよくきかれる。こうしたことから以前より告知を希望する人の数は増加しているが，告知によって絶望することが予想される場合も全くないわけではない。この辺についての治療者側の見解はまだ完全に統一されているとはいえないが，IC概念の導入は告知推進の方向に向かうことが十分予想される。

1. 告知の原則

告知については whom, when, where, how という3W&Hという原則がある。

①対象（whom）

本人に対してか，家族に対してかという問題である。本人に告知しない場合でも家族に告知されていたケースはこれまで多かったようである。この場合に本人には内緒にするということは，医療者だけでなく家族も巻き込んで嘘をつくことを意味する。善意から出たこととはいえ，いや善意をもっているからこそ，その嘘をつき通すことには心労を要することになる。患者の側でも疑惑を強めてくるし，やがてそれが家族・医療者への不信感となってゆくという代償を払わなくてはならない。かといって，ただ単にその代償を払うことを避けるために簡単に告知をすればよいというものではない。そこには条件があり，それは後でふれる。

②時期（when）

　疾患のどの時期でという問題である。告知がうまくいった例の多くは早期である。早期なら治癒の期待率も高く，予後も期待できるということが一般にも定着しつつあるという点もある。一番問題なのは末期の場合で，告知を巡る問題の多くはこの場合に集中しているといってもよい。末期となれば苦痛も増してくるし，患者自身もそれによって意気消沈している。これに決定的な「宣告」となるのであるから，その可否はやはり慎重に検討されることが必要になる。

③場所（where）

　病室が個室ならまだしも，複数の他の患者がいる病室では他の患者に聞かれたりしてはまずい。といって廊下で立ち話で済まされることではない。病棟に面接のための部屋があれば一番よいが，特別そのような施設がなければナース・センターの一隅などを利用することになる。

④方法（how）

　「ガン」という病名のもつ響きは人によって異なる。ガン即不治というとらえ方をする人もいまだに少なくない。直接的に「ガン」という病名を使うかどうかの問題はその辺の認識程度による。直接的にこの病名を使わない場合には治療等の内容と矛盾しないようにする必要がある。患者の側でも入院しているうちに他の患者との雑談の中で情報を得ているもので放射線治療ならガンにちがいないとか，薬剤についても一般向けの解説書が出ていたりするし，また同じような症状の患者同士で服薬内容の点検をしたりしてガンではないかという疑いがもたれることもあり得る。こうした状況を考えに入れると例えば肺ガンを肺結核とするよりは肺繊維腫としておく，といったようなことが考えられる。

2．告知の条件

　どのような場合に告知を行ったらよいかという問題である。条件を満たさない場合には医療チームで十分検討しなければならない。

①**本人側の条件**
a. 本人の性格が理性的で安定しており，またしっかりとした生活信条あるいは信仰によって支えられていること
b. 近親者にガンで死亡した人が居て，その経過を見聞きしていること
c. 余命のうちにしておくことがはっきりとしていること
d. 告知を希望する意思が明示されていること

②**家族側の条件**：十分な協力体制が整備されていること。少なくとも家族間に意見の大きな相違がないこと

③**医療者側の条件**：医療チーム内の意見統一が図られ，十分な協力体制にあると共に告知後の医療の態勢が整備されていること

3. 告知の段階

　まさか「あなたの病気はガンです。ここではもう治療の方法がありませんから，どうぞお引き取り下さい。ではどうぞお大事に」とストレートに告知することはまずあるまい。そこには段階がある。国立療養所東京病院で多くのガン患者への告知を経験した村上国男氏によれば，それは以下の5段階になるという。
①初期：長期の療養が必要，回復がなかなか困難と告げる。これによって患者は人生計画の軌道修正を行うことになる。
②病名を「腫瘍」とする（悪性かどうかは言わない）。
③「悪性」の疑いがあると告げる。
④「悪性の腫瘍」と告げる（まだ予後のことにはふれない）。
⑤予後が不良と告げる。余命についてはふれる場合とふれない場合がある。

4. 告知後の「受け皿」

　告知を受けた後，そのまま病院で入院生活を送るか，自宅で死を迎えるか，それともホスピスあるいはそれに近い条件の療養施設（日本には

まだ少ないが）に行くかという，余命をどこで送るかということには十分 IC が発動されなくてはならない。その希望によって在宅医療をどのようにするか，転院先としてどこが適当かということまでがきちんと検討されなければならない。

告知後に患者にどのような反応が起こるかという問題については別の項（死の臨床）で述べることにする。これはまさにその人の「死生観」の問題であるし，またそこに次に述べる QOL の問題が一番関係してくることになる。

III. QOL（Quality of Life，生活の質）

近頃は学会の演題を見ても各科で「QOL 向上」という文字を見受けることが多くなってきている。これはたしかに結構なことで，例えば手術の術式にしても同じ効果が期待できるのなら患者の負担を少なくする方法を考えるべきであろうし，また手術によって多少の障害が残るとすればその障害の程度が軽くて済む方が選ばれるべきである。しかしそれはパターナリズムの強かった昔でも同様であった。技術的な問題の範囲でそれはできるだけ工夫されるべきであることには今更論を待たない。その QOL という用語が単なる大義名分に終わることがないようにしなくてはならないわけで，それには患者の普段の生活の仕方について十分承知していなければならない。

単にこれは肉体的な苦痛を少しでも緩和するとかいうだけではなく，人間としての尊厳にも及ぶようでなければならない。そうでなくても医療の現場の中では患者の人間としての尊厳は傷つけられている場合が多い。他人に見られたくないところも，医療者の前ではさらけ出さなくてはならない。内密にしておきたい事情も話さなくてはならない。それらの箇所も話も，医療者の側では医療を進める上で必要なことであり，決して妙な興味からそうしているのではないのだし，あたりまえのことに過ぎないと考えていることなのではあるが，その理由を患者の側で頭の

中では理解していたとしても，感情はまた別である。決して「あたりまえ」のことではないのである。

　高額の差額を支払った個室であっても病室は病室である。狭くても，清潔さに問題はあっても，慣れ親しんだ自分の家よりよいということはまずない。同じ効果，あるいは逆に同じ逆効果が生ずるという条件下であった場合に，入院生活をとるか自宅療養をするかという選択で後者をとりたいという患者の希望をできるだけ採り入れてそれを可能にする方法を考えるのが IC に立った医療者の仕事である。

　10頁にもあるように，尊厳への欲求は上から2番目に位置している。治療の軌道に乗ったことで生理的欲求，安全への欲求，帰属の欲求が充足された上に成り立っている。この尊厳への欲求が満足させられてはじめて最上階の自己実現への欲求が生まれるのであるから，決して相手のプライドを傷つけないようにすることが医療人として最も必要なことになる。

　なおそうした問題，とくにガンを中心とした腫瘍学と精神医学的アプローチを一体化したサイコオンコロジー（精神神経免疫学）という新しいアプローチも最近本邦でも関心を集めるようになってきている。

IV．ナース・コメディカルの立場

　ナースやコメディカルは場面によっては医師よりも患者に接する時間が長く，また距離も密着している場面がある。できるだけ IC の原則を尊重していこうとするならば，この特性を活かして IC の推進に努めることが必要である。但し医療チームの一員としての自覚がその前提として必要であって，たとえ意見を異にしてもチーム内の合意をはずれた独断行動や，勤務外であってもみだりに個人の秘密をもらすような行動は慎むようにしなければならない。

1. 患者からの情報摂取

① 普段の生活の仕方，習慣・習癖，生活信条や信仰の有無，近親者や友人との人間関係などについて，紋切り型の「面接」という形で聴取するのではなく，普段のごく普通の会話の中から何気なく聴取して患者の理解の促進に努める必要がある。

② ときには同室の患者や親しくしている同じ病棟の患者から，①の情報を①と同様の方法で聴取する。この場合に如何にも「調べている」という印象を与えないような形にするべきである。

③ 聴取した情報はできるだけ記録し，チームとしての討議の際に役立たせるようにする。

2. 患者の理解の促進への協力

① まだまだ日本では患者や家族の側からみて担当医がどれほどやさしそうな印象をもったとしても，そこに遠慮があったり，ときにはアガってしまったりして聞くべきことが聞けないという点がある。また担当医によってはその説明に用いられていることばが難しい（専門語がそのまま使われたりしている，といったような）ために，説明を受けた側がうなずいてはいるものの，その表情をよく見れば理解できていないことがうかがえるという場面もよくある。このようなときにナースやコメディカルは医療チームの一員という立場からの，不自然にわたらない形で ── 無理矢理自分の立場や権利を強調するために割って入る，というような形でなく ── 説明場面に立会い，医師の説明をフォローするべきである。医師がその場を去った後で今の説明が理解できたかどうかをよくたずね，質問があれば答えるようにすることである。医師には聞けないことでもナースやコメディカルなら聞けるという部分もある。

② ICの原則⑥にあるように患者への情報提供は重要である。これを円滑にするために一般向きの医学書についても知識をもち，ときにはその本を推せんしたり図書室等から借りだして貸し与えるような便宜を

図ることも必要である。
③自らも一般の人がその病気をどう考えているかという点について，またそうした知識レベルの人が理解できるようにするためにはどのような例え話が適切かということについて普段から関心をもって研究してみるべきである。

余 談・1　大学病院で夏休み期間に先輩医師の代診をやることがあったが，患者が著者に「いつまで薬を飲んだらいいのでしょうか？」と聞くのである。ふだん時間を十分とって診察をする先輩医師であり，その患者との治療関係も長年に及んでいるのにと不思議に思って「〇〇先生にお聞きにならなかったのですか？」と聞いたら，患者は「ええ，なかなか伺うことができなくて…」と言う。案外治療関係の長い患者でもそのようなことがあるのかとそのとき思ったものである。

余 談・2　ある精神病院での実習の帰りに，学生たちが電車の中で雑談していたが，実習が済んで気のゆるみがあったせいか，その日に面接した患者のことを話題にした。ところがその電車にその病院に入院している患者の家族がすぐ近くに乗っていて，学生たちの話を聞いていた。その家族が病院に抗議してきたということがあった。勤務外でもこのような話題は避けるべきだという一つの教訓である。

V．脳死・臓器移植の問題

最近の医療問題として1997年にいわゆる臓器移植法が出来たことがあげられる。臓器移植による初めての心臓手術は1967年12月南アフリカでバーナード博士の執刀で行われ，日本ではその翌年8月8日当時札幌医大の和田教授によって行われた。世界で第30例目であったというこの手術はその後大きな「後遺症」を残すことになった。それは臓器提供者の死が「脳死」という状況で判断されたことが果して妥当であ

ったかどうかということで，和田教授が殺人罪で告発（結果として不起訴となった）されることになった。以来この問題については 30 年に及ぶ年月が重ねられてきた。

1. 脳死の問題

　脳死の問題は臓器移植と連動して考えられがちであるが，実は別の側面がある。それはいわゆる「植物状態」となっている人に対してどこで医療を打ち切るかという問題があるからである。植物状態となった患者に生命維持装置をつけ，まさに人工的に「生かされている」状態が続くことは家族にとって大きな心理的な負担になるばかりでなく，その費用の負担という経済的な問題にも及ぶ。家族がそうした負担から開放されたいと願う気持ちにも無理からぬものがある（実際には医療者にとってそのような家族の姿を見ることや，またいろいろに手を尽くしたとしてもさっぱりそれに反応がみられないことは大きな気持ちの負担である）。

　しかし一方では 1963 年に長崎で交通事故のため植物状態となった女性がそのままの状態で出産，「奇跡の妻」としてその後 3 年以上経過したことが新聞で報道された例もあり，1983 年には「脳死」と判定されて 84 日目に出産した記録が「ギネスブック」に最長記録として載っている。このような事例があることからも脳死とされる状態が本当の死なのかという議論が出てくる。

　脳死の判定要件の一つに脳波の問題があり，脳波が平坦化することが所見上での有力なポイントになっている。たしかに脳波の平坦化は外部から見た場合の意識を全く喪失した状態と見ることはできるが，意識という現象は果してそれだけでとらえられるものかどうかという議論がある（外部から測定される意識を「外意識」とよび，それに対してそのような測定法では確認できない「内意識」が存在するという論もあり，「脳死」とされる状態以後でもなお「内意識」は存在し続けるという主張もある）。

　さらに国会で十分な討論が行われたとは考えにくいままに成立した一編の法律を以て人間の死を定めることが果して妥当か否かという論も当

然出てくる。日本では長い間心臓の停止が死の瞬間（心臓死）とされてきたという伝統的立場があり，そうしたものが簡単に受入れられるとは考えにくい。その議論が熟するまでにはまだかなりの時間がかかるものと思われる。

　また移植治療が合法化された場合に懸念されることは形式合理主義の横行である。形式合理主義とは，法的手続きという形の上では何ら問題がないように見せかけることであって，その陰で金銭授受や利益誘導などの非倫理的な行為が関係者の間で行われるようになるのではないかという懸念がある。世間一般がいつの頃からか金権主義に汚染されて，これまでに政財界のみならず，医療の世界でもさまざまな事件が起こったことからもそれが全くの杞憂とばかりもいえない点がある。意図的に合法的な脳死と「されてしまう」ことがないと言いきれるだろうか。たとえば病死した患者の病理解剖を行うこと（剖検という）は脳死問題以前からあったことではあるが，その剖検例数も各教室を評価する数値として使われるということがあり，臓器移植の実績かせぎという本来の目的からはずれた目的がそこに関与しないという保証はない。こうした懸念を十分に払拭する努力 ── ということは医療の信用回復ということを意味するのだが ── がなされるべきであろう。

2. 臓器移植の問題

　この問題は日本人の死生観と深くかかわりをもつ問題である。臓器移植しか治療法がないと宣告された患者や家族の側からは，提供者（ドナー）が早く出てくれないかと，そこに生死の分かれ目があるのだからそれこそ一日千秋の思いで待ち続けているであろうし，その心情は十分理解できる。

　しかしドナーとなる側の遺族にはそれをためらう理由がある。遺族の心情としては故人の遺体が，少なくともそれによって損壊を受けるということへの抵抗がある。欧米人には遺体を一つの物体として割り切る考えがあるが，日本人の場合には亡くなってすぐの遺体はまだ故人そのものであって，決して「物体」にはなりきってはいない。たとえ理屈の上

で遺体となってからでも，それに損傷が与えられた場合もはや故人が痛みを感ずることはないと判ってはいても，心情的には決して好ましくは思えないのである。死ぬという状態に至るまでに故人はかなりの苦痛を受けたにちがいないと考えるものだし，また即死に近いような状態で実際にはあまり苦痛を受けた様子がみられなかったとしても，そこに敢えて損壊が加えられることは遺族自身の苦痛になるのである。「苦しむことがなかったのがせめての幸いでした」とはよく遺族が口にすることばであって，それほど故人の苦痛は遺族から思いやられるのである。

　仏教的な素地が薄れた昨今ではあっても，遺族のこの心情はなお生き続けている。多数の人が犠牲になった航空機墜落事故などの場合に，判別のつきにくくなった状態でも何とかして故人の遺骨を特定しようとしてかかるのは日本人の常のようである。遺体・遺骨をできるだけ「完全な」形で目前にし，手厚く葬送の儀式を行うことによって故人が死後の世界でやすらかに存在できるという考えが支配的である。だから病死の場合でも納棺の前に「湯灌（ゆかん）」という形で身体清拭が行われる。そこにはなお遺族と故人との一体感の残りがある。

　故人と遺族が完全に決別できるまでには当然ながら時間がかかる。通夜，告別式，初七日，三十五日または四十九日の法要という手順を経ていくのが仏教の習慣である。三十五日または四十九日で遺骨は菩提寺に納められ，墓地に埋葬される。そこで別れが一旦完結する。家族との死別ということは心理的ストレスの高さにおいても群を抜くほどの大きなライフ・イベントであり，それで受けた心的外傷がいやされるのには相応の時間がかかるわけだから，こうした習慣も十分それが考慮されているのである。こうした手順を踏むことにはそれなりの理由があるのである。

　臓器移植を行うには，臓器がまだ十分に「新鮮」なうちでないと意味をなさない。だから当然ドナーとなれば遺族がまだ十分に故人との決別が済んでいないうちに臓器の摘出が行われることになる。これではたとえ故人が生前にドナーとなることを書面で意思表示していたとしても，遺族がすんなりとそれに従うようにならないのも当然であろう。この点

で本人の承諾以外に家族の承諾を条件とした法の定めは当然であるのだが，これによって実際に得られるドナーの数はかなり少なくなるにちがいない。こういったことからも，需要に対するドナー数の増加にはまだまだ乗り越えていかなければならない問題が山積しているのである。

　移植を待ち望む患者の側としては法律の成立にかなりの期待をもっていただけに，その後にドナーの増加がみられなかったことへの失望は大きかったようである。むしろその位なら法律など出来ない方がよかったという声も聞こえている。この状況では当分高額の費用を要する海外移植に頼らざるを得ないであろうし，その需要を満たすために「臓器売買」が行われるという図式がなおも続くことになって「法律までできているのに何故日本国内で行われないのか」という疑問を外国から投げかけられることになるかも知れない。

⇨**この章で併読・参考にするとよい本の紹介**

1. インフォームド・コンセント，森岡恭彦著，NHKブックス711，日本放送協会出版部刊，1997
〔コメント〕昭和天皇の執刀医だった著者が判りやすく説いた解説書。

2. インフォームド・コンセント，ー共感から合意へー，杉田勇，平山正美編著，北樹出版・刊，1996
〔コメント〕資料共かなり詳しい解説書。

3. 病名告知とQOL，患者家族と医療職のためのガイドブック，村上国男著，メヂカルフレンド社刊，1997
〔コメント〕厚生省がん研究補助金による研究に基づき，実地経験の豊富な著者がまとめたこの方面についての入門書。

4. 医療倫理Q&A，医療倫理Q&A刊行委員会編，太陽出版刊，1998
〔コメント〕本章全般にわたる問題をQ&Aの形でまとめた最新刊の解説書。

第6章 死を迎える人に

　人間は必ず死ぬ。これは何よりも確実なことである。にもかかわらず人はそのことを直視することを避け，確実ではあろうが一応それは遠い未来のこととして先送りして生きている。それがいよいよ他ならぬ自分の身の上に，それもごく近い将来やってくるということになったら，まずこころ穏やかでいられるわけはない。自分自身にそのような実感をもたない人が，そのような人々にどう接していったらよいかという問題は極めて大きい。

I. 死への態度

　自分の死という問題はまず普段はあまり考えることがない。それは一つには「こわいこと」だから「考えたくない」のであり，「避けられない」ことだから今は「考えたくない」のである。それがもはや避けられないこととしてやってきた場合，その「死」ということへの態度は大体次の3通りあると考えられる。

1. 他律的な態度
　「他律」とは自分でどうこうできない，という意味である。自分から勇気を以て立ち向かうことができない。何とか逃げようとしてかかる。このときに「乗り越え術」（16頁）のいくつかが利用されるが，いっときの快楽に逃げ込んでしまおうとする「逃避」か，子供の時代に帰ってしまって他人からの厚い庇護を求めようとする「退行」という手段がと

られることが多い。入院患者であれば行動に制約があるから，大抵は後者をとることが多い。社会的地位をもってそれなりの社会への貢献をした人でも，どうかするとこのような退行を起こすこともある。家族に甘え，わがままを言い，まるで子供のようにダダをこねる。どうかすると医療者に対してもそのようにふるまう。経済力があるとどこから仕入れた情報か，その疾患に対する特効薬ができたという情報をもっていて，それは単なる実験段階でしかないのに万一の僥倖を期待してすぐそれを使ってくれ，金はいくらでも出す式のいい方をして主治医を困らせたりする。

2. 自律的態度

ある程度自分で自分の状態を客観視できている人がとる態度である。何らかの宗教的信条や独自の哲学をもっていたり，あるいは科学的態度を身につけている人の場合である。こういう人はしっかりと現実を直視でき，今自分が何をすべきなのかをよく考えて行動する。最も理想的な態度ではあるが，なかなかこういう態度のとれる人は多くない。

3. 中間的態度

1．と 2．の中間，あるいはその両方の共存という形でこれが最も多い。一方では冷静に現実を認めようとしながらも，なお一方では誰かにすがってでも逃れたいと考えていて，その間で揺れ動いていく。

II. 死生観の歴史

「死」をどうとらえるかについての日本人の考え方を支配しているものは，宗教性が薄いとされている日本人ではあるが死生観の歴史である。

「神代」と呼ばれる時代，イザナギ（男神）・イザナミ（女神）の二神が日本の国を作ったと伝えられている。118頁にあるようにイザナミが死に，愛するイザナミを追ってイザナギはヨミの国に行ったが，変

わりはてたイザナミを見てイザナギは驚き，逃げだした。イザナミは後を追いかけてきた…という神話があるのだが，死んだ者は穢れる（けがれる＝きたないものに変わる）という考えが既にそこに見られる。

仏教が伝来してから地獄と極楽（浄土）という対比が出てきた。生きている間に善行を積んだものは仏のいる極楽（浄土）に生まれ変わることができるが，悪行を積んだものは地獄に落とされてあらゆる責め苦を受けるという思想である。これをとくに強調したのが鎌倉時代に時宗の開祖となった一遍（1239～1289）である。遊行上人と呼ばれたように，一遍は諸国を行脚して南無阿弥陀仏という念仏を唱えることを説いて回った。このときに一遍は地獄を具体的に現した絵巻を民衆に見せた。その図柄は亡者が鬼に追いまわされ，火に焼かれ水に責められる様が実にリアルに描かれていた。こういうものを見せられれば悪行の有無はともかくとして，死ぬことへの恐ろしさはいやでも植えつけられることになる。

それだから，そんな苦しい，恐ろしい状況を連想させる「死」を口にしたりすることや，それを連想させる言葉やしぐさは忌み嫌われ，「縁起でもない！」の一言でタブー化されてきた。たとえ本人が余命いくばくもないと考え，客観的にもそのようだと認められるような時期であったとしても，「自分が死んだら…」などと言い出せなかった。これでは死について考える余地が生まれないのも道理である。

しかし近年になって「死の準備教育」（原名・Death Education）が「生と死を考える会」によってその普及活動が推進されるようになった。少しづつそのタブーが緩和される方向にあるようである。

III.「どう死ぬか」に達する道すじ

それができるかどうかは判らないにしてもどうせ死ぬのならばあまり苦しむことなく，またあまり他人にぶざまな様子を見せないで済む形で…という形は誰もが望むところであろう。「死ぬ」ことと「生きる」こ

ととは正面からは逆のことのように見えるけれども実は表裏一体なのであり，「どう死ぬか」は「どう生きるか」と同じことになるのである。

　普段から「どう生きるか」について考えている人は，期限がきられてもそれなりに生きる工夫がつくが，それをあまり考えていない人には簡単に思いつかずただうろたえるだけになってしまう。そういう人もやがては厳粛な現実をいやでも認めなくてはならなくなるのであるが，そこまでのプロセスは「死ぬ瞬間」の著者・キュブラー・ロスによると次のような段階がある。しかしこれには個人差があって，各段階がすべてこのように経過していくとは限らず，また各段階の時間にも長短があることは知っておく必要がある。

1. 否認の段階

　病名の告知が行われた場合，あるいは告知されていなくてもうすうすと気づいている場合に，まず起こるのは「否認」である。近頃のはやりことばでいえば「ウッソォー」なのである。そのようなことがあるはずがない，これは悪い夢なんだ，誤診だ，検査器材の故障だ，伝票が他人のものと入れ違っていたのだ，などあらゆる否定の根拠となる材料を探そうとする。だからあまり早くから現実を肯定させようとしてかかるのはあまり上手なアプローチとは言えない。泣いている相手には，そっとハンカチを手渡して，ただ黙っていてやるのも相手を受容するサインにはなる。

2. 怒りの段階

　否認が限界に達すると，怒りを感ずるようになる。もう駄目だという絶望感が支配的となり，それをどうすることもできないもどかしさが怒りという形をとる。一番向けやすいのは家族で，折角気づかってくれる家族に対してもそれを正当に評価しようとせず，難癖をつけたりする。ときには治療者に対して治療が苦痛を軽減することに役立たないという理由で怒りをぶつけてくることもある。理由・根拠としてはこうした怒りの言に筋が通っているように見えるが，それはいわば口実（合理化＝

理屈をひっつけること）である。こういう場合に治療者が個人として攻撃の対象とされているかのように受け取ってしまうと対応を誤ることになる。事実を知ったり，あるいは気づいた直後はしばらくの間感情を表に出す自由を保証してやった方がよい。その時期にあまりなだめたり，機嫌をとるようなことをするとますます相手に疑惑を与えることになる。

　こうした形で怒りを表現する人ばかりでなく，それをじっとこらえてしまう人もいる。それはむしろ平生「我慢強い」とされている人に多い。外に発散されない怒りという感情が中に込められる結果として，痛み，抑うつ感情，不安が増強して自律神経系がバランスを失い，それまでになかった症状が出てきたりするようになる。

3. 取引の段階

　外国ではこの段階になると財産を慈善団体に寄付するというような申し出をして，それによって神の加護を願って死への恐怖を和らげようとする行動がみられるというが，日本人の場合にはそういう事例は少ないようで，それこそ僅かの僥倖を期待して延命の手段を講じる行動を見せるようになる。

　なお2〜3の段階で「躁的防衛」と呼ばれる，残り少なくなった自分の命の灯火を燃え盛らせるような動きがみられるという指摘もある。心底の怒りと悲しみによる不安定さから身を守ろうとする動きとも解釈される。

　　余　談　1960年代に黒沢明監督の作品で「生きる」という映画が作られた。ある市役所の無気力な万年課長が体の不調で病院を受診し，自分が胃ガンであることにうすうす気づいた。ちょうどその頃児童公園を作る請願をしている市民グループがあった。彼は人が変わったようにそれを支援し，その実現方を役所のあちこちに精力的に要請してまわった。その努力が実って公園が落成した夜，彼はその中に作られたブランコに揺られながら絶命する…といったあらすじであった。まさにこの「躁的防衛」を描いた作

品であったといえよう。

4. 抑うつの段階

　それまでのさまざまな努力がすべて無駄となってきて，抑うつ気分が支配的となる段階である。行動量は減り周囲からの励ましにも反応しなくなる。この反応をこうしたプロセスの中の一つの段階としてとらえることは一応の考え方となるが 1 ～ 3 の段階がはっきりとした形をとらないままにこの段階があらわれる場合は，うつ病が合併していることがあるという論もある。この辺は専門家の診断を必要とする。

5. 受容の段階

　逃れようのない現実を漸く受入れる気持ちになる段階であるが，この段階は既に死が目前に迫っている状態になっていることが多い。これは殆ど意識が混濁するようになった状態で初めて起こるとしている説もある。

　何か現実を受入れようという変化が出てきたときになったらはじめてアプローチしていく。しかしそれもあせってはならない。さりげなく声かけをし，こちらが関心をもっているという意思表示程度にしておく。そしてその新しい行動に対して支持を表明しておく。相手がそれによってこちらに関心を示して初めてもっと積極的なアプローチを試みる。現実を認めることは少しも敗北ではなく，またあきらめることでもない。そうではなく，制限を受けた中でも最大限に，積極的に生きるのである。今こそ生きることの意味を考えて自分に問い掛け，その具体的な方法を考えるのである。

　　余　談　「ちきり伊勢屋」という人情噺がある。麹町（現・東京都千代田区）の伊勢屋の伜伝次郎がよく当たるという評判の白井左近という易者から来年 2 月 15 日に必ず死ぬと予言される。父が無道なことをして金を貯めた因果の報いだから，善行を積むことを勧められる。伝次郎は店を閉めた資産で救貧活動を行う。死ぬとされた日に菩提寺で盛大に葬式をしたが死ね

ない。資産を使い切ってしまった伝次郎がたまたま左近と出会い，もう一度人相を見てもらうと，善行が幸いして今度は八十まで生きるといわれる。その後たまたま以前助けた質屋の母娘に出会い，そこの婿となって伊勢屋を再興する。この噺で死を予告された伝次郎が資産を注ぎ込んで救貧活動を行うあたりは上の3. のあたりの行動ということになるだろうか。結果的にこの噺ではそれが伝次郎の寿命を延ばすという展開になり，この噺がつくられた時代の「勧善懲悪」的な思想に合致するのであるけれど，残された寿命のうちに何か他人に益することを残したいという気持ちは尊いものであるし，多分多くの人はそのように考えるものであろう。

IV. 患者側の意思表明

1. リビング・ウィル

リビング・ウィルとは「生前発効の遺言」などと訳されているが，およそ次のような項目が盛り込まれているものであって，医療者はこれを尊重しなければならない。
①死期が迫ったときに無用な延命医療を拒否すること。
②苦痛を緩和する措置は最大限に，但し薬物の副作用等で死期が早まってもよい。
③数カ月以上にわたっての「植物状態」の場合の生命維持装置の撤去。

2. アドバンス・ディレクティブ

リビング・ウィルだけでは自分の意思どおりにならないと考えている場合に，あらかじめ代理人を定めておくことをいう。本邦ではまだあまり実施されていないようである。

V. 緩和ケア・チームの役割

　1980年代からガンの末期の疼痛緩和を一つのねらいとした緩和ケア・チームがわが国でも設置されるようになってきた。「痛み」の問題は別項（159頁）にもあるように，単に鎮痛剤を処方すればこと足りるといったような小手先だけの医療技術上だけの問題ではない。手術等の積極的治療法（キュア＝Cure）だけでは及ばない状態の患者に対する対処（ケア＝Care）は，従来臨床の場では医療者側にとってあまり達成感がないということもあってどちらかというと関心がもたれにくかった。しかし患者本位の臨床医学を考えた場合にはこの問題は重要であり，それが具体化したものである。

　dying patient（死にゆく患者）にどう接するかという点について，医師，看護者，コメディカル・ワーカーズ，さらに一般市民のボランティアまで加えたチームとして検討し，実践していくということは医療者自身にとって決して片手間でできる仕事でなく，また確固とした使命感や死生観をもつことが求められるものであるが，新しい医療のあり方として大きな使命を担っている。

　⇨この章で併読・参考にするとよい本の紹介
　1. 新版　死の臨床，河野博臣著，医学書院刊，1989
　〔コメント〕本邦でのこの方面の啓発書（1974）の改定版。著者は1977年「死の臨床研究会」を結成したが，その経験が豊富に伝えられている。
　2. がんの痛みを癒す，告知，ホスピス，緩和ケア，高宮有介著，小学館刊，1996
　〔コメント〕著者の昭和大学病院での実践をベースにしたこの方面の経験に基づく経験談。
　3. 大往生，岩波新書329，永　六輔著，岩波書店刊，1995
　〔コメント〕マルチタレントとして有名な著者のピリリときいた「寸言」が死への恐怖を和らげる絶妙な効果。

第7章　医療者自身のメンタルヘルス

　「精神保健及び精神障害者の福祉に関する法律（略称・精神保健福祉法）」の第3条には，自らの精神健康の保持増進に努めることが国民の義務であるとされている。医療に従事する医療者はそのプロとして病む人に日々接するのであるから，まず自分自身が健康であるよう，とりわけ精神面での健康度が高い状態にあるよう努めなければならないことはいうまでもない。ただ医療者もまた生身の人間であるから，そうはいってもそれは「目標」であるにすぎないが，現場でこころの余裕を失っていれば言ってはならないことを「つい」言ってしまったり，やってはならないことをやってしまって損失を生ずるばかりか，患者の生命さえも危うくするようなことになりかねない。この点で医療者のメンタルヘルスはきわめて重要である。また医療者は病院という場で一つは患者との，もう一つは他の医療者という二重の人間関係を持つことになり，その意味でもストレスの度合いは高い。

I. 医療者の精神不健康の実情

　事実医療者に対するメンタルヘルス面の調査報告（細見潤氏他：医療従事者のメンタルヘルス関する調査，精神医学，40巻第1号，1998）によれば，同じ医療者でも直接患者に接することが職務である人々（医師，看護者，ワーカー，理学・作業療法士，栄養士）の方が，患者と直接接することの少ない職種の人々にくらべて神経症的傾向が有意に高いとされている。

患者に接することが多い医療職，とりわけ看護者によく起こる問題は「燃えつき症候群」(burnout syndrome) であろう。これは1970年代に米国で注目されるようになった現象で自分が最善と信じて打ち込んできた仕事や生き方，対人関係のもち方などが全くの期待はずれに終わったと確信したときに起こるとされ，それまでに全力投球でやってきてエネルギーを使いはたしたために心身の極度の疲労，感情の枯渇，自己嫌悪，活動意欲の減退などの症状がみられるものである。義務責任感が強いとされる執着性格に起こりやすい。

II. 世代差の問題

医療人は何らかの形でチームを組んで診療にあたることが今は常識となっている。チームにはいろいろな職種の人が加わっており，その職種としての立場からの意見の相違も出ることがある。しかしよく起こりがちなのは例え同じ職種の間でも，世代間のギャップによって起こる問題であろう。このような形での人間関係上の問題が医療者にとって大きなストレッサーとなっているので，この問題について考えてみたい。

1. 生まれ育った時代の問題

図9は1998年に20歳の誕生日を迎えた世代からさかのぼって1940年生まれの世代までの生まれた時代，義務教育を受けた期間に起こったいろいろな出来事を対照させたものである。太平洋戦争という歴史的なできごとをはさんで，その間約60年，実に大きな変化があった。「三つ子の魂百まで」というが，それぞれに生まれた時代での考え方は年齢を重ねても大体維持されるもので，そのあたりがゼネレーション・ギャップを生んでいる。

戦中・戦前派は戦争の影響を受けて育った世代であり，この世代は例えば「欲しがりません，勝つまでは」といった戦争遂行のための政策に塗りつぶされた一つの価値観を植えつけられ育った世代であり，上下

西暦	昭和/平成	この年生まれの人の本年の年齢	おもなできごと，流行したものなど
1940	昭和15	58歳	皇紀2600年記念祝典挙行，愛国行進曲，贅沢は敵だ！
41	16	57	太平洋戦争開戦，配給制，隣組，防空壕，銃後の少国民
45	20	53	終戦，焼け跡，バラック，闇市，りんごの歌，遅配欠配
			食料事情切迫，小平事件，仁左殺し，買い出し部隊
50	25	48	朝鮮戦争勃発，特需景気，アプレゲール，民間航空再開
52	27	45	講和条約発効，メーデー騒擾，破防法成立
53	28	44	TV本放送開始，街頭TV，力道山，真知子巻き，8頭身
55	30	43	55年体制，マンボ，太陽族，週刊誌ブーム，私の秘密
60	35	38	60年安保騒動，高度成長経済，岩戸景気，ダッコチャン
			公害，ロカビリー，国産車登場，インスタント食品登場
64	39	34	東京五輪，新幹線開業，ワッペンブーム，俺についてこい
			アンコ椿，オバQ登場，平凡パンチ創刊
65	40	33	エレキブーム，パンスト登場，自販機激増
70	45	28	大阪万博，ハイジャック，シラける，全共闘，ダメオヤジ
72	47	26	札幌五輪，ベルばら，ホットパンツ，木枯らし紋次郎
73	48	25	オイルショック，神田川，狂乱物価，洗剤パニック
75	50	23	政治スト，ボーリング大流行，泳げタイヤキくん
80	55		冷夏，百恵フィーバー，昴，ヒゲ・ダンス，ピンクレディ
85	60		豊田商事事件，コージ苑，夢千代日記，阪神優勝
86	61		岡田有希子現象，いじめのハシリ，地上げ屋，家宅の人
87	62		JR発足，朝シャン，マドンナ旋風，エイズ，リゾート法
88	昭和63		オバタリアン，マルサの女，ソウル五輪，「自粛」ムード
89	平成1		昭和天皇崩御，リクルート事件，ちびまるこちゃん
90	2		ドイツ統一，課長島耕作，パンツ論争，タンスにゴン
91	3		湾岸戦争，ソ連消滅，東京ラブ・ストーリー，幸福の科学
92	4		PKO，きんさんぎんさん，ドリカム，クレヨンしんちゃん
93	5		自民党分裂，細川内閣，セーラームーン，ゴーマニズム
94	6		猛暑，同情するならカネをくれ，ジュリアナ東京閉店
95	7		関西大震災，サリン事件，援助交際，携帯電話出始め
96	8		オーム裁判，アムラー，たまごっち，ペルー大使館事件
97	9		神戸事件，ダイアナ妃事故，W杯出場決まる，ポケモン
98	10		東京に大雪，長野五輪に日本選手活躍…

図9　各年代と年譜（注・太線は義務教育期間を示す）

関係の厳しい中で青年期を送ってきた。だから組織に対しての忠実さや，他人に対する配慮を高く評価する傾向がある。また戦中・戦後にかけて物に乏しい時代を何らかの形で経験している。

これに対して戦後世代は民主主義を基調とした時代に生まれ，人は皆平等という考え方で育ってきた。また合理性を高く評価する世代でもある。生まれてすぐテレビなどの家庭電化製品に恵まれて育ってきた。この違いが実はいろいろな場面で現れてきている。

2．世代間の意見の差
　表10は年配者と若い世代のいろいろな面での意見の差を示している。これはある職場で「いじめ」の問題が起こり，その「被害者」が抑うつ状態に陥ったという例が多発したことで，改めてこのゼネレーション・ギャップの問題が浮かび上がってきた。それを機に両世代の考え方の相違をはっきりさせようと考えて，両世代からいろいろと意見聴取をして得た結果である。但しこれはその差異を際だたせるために，双方のいわば極論を出してあり，双方の世代の中にも反対意見があったことは予め断りを入れておく。
　この表をみると年配者側には若い人に対してどうやら同一視の傾向があるようである。すなわち若い人と同じ年齢の頃の自分を思い出し，その年代には自分はこのように考えこのような行動をしていた，だからその若い人もきっと同じに違いない，と考える。しかしその背負っている時代に差があり，たとえば自分がその年齢のときには見ることもできなかったカラーテレビを，若い人は生まれたときから身近かに見ていたという差があることに案外気づいていない。また自分達がここまで踏んできたプロセスは，若い人も同じように踏むものと考えている。ところが場合によってはそのプロセスは既に簡略化され，合理的にその段階に到達するようなシステムが採用されている。たしかにその方が能率的である。だから職場に入ってきてもその延長でマニュアルや明瞭なカリキュラムを若い世代は要求することになるのだが，年配者にはこれは思ってもみないことになる。ただ年配者は自分と同じ失敗をさせたくないという配慮からの助言をし，それが若い人にとっての教育に役立っているという考えがあるのだが，これは却って若い人にとっては「干渉」と受け取られやすい。

表10 世代による考え方の差

[年配者の考え方]	[項　目]	[若い人の考え方]
→何事も経験が大事。年配者にはそれがある。それに学ぶべきで，かつて先輩からそう教えられ，自分もそうしてきた。経験豊かな年配者は尊敬されて当然である。	1．経験・年功について	→人は皆平等と教えられた。経験は重要ではあろうが，内容にもよるし，それは仕事の場で発揮されてこそ価値がある。年配だからすべて正しく，何をしてもよいわけではない。
→技術習得には段階があり，順序がある。それを辛抱強く踏んでいくのが重要。みなそうやって修行を積んできた。	2．技術の習得	→技術習得に直接関係しないことをあれこれやっていくのは時間のロスで不合理。きちんとしたカリキュラムで指導され教育計画もきちんと作られているべきだ。
→かつて苦労した経験，危険だった体験は同じ苦労をさせたくないから，よく伝えたい。それは親心からであり，ぜひ聞いてほしいと思っている。	3．業務の遂行	→やり方はいろいろある。その人のやりよい方法が一番。自分流の強制はゴメン。任せるのならすべて任せてほしい。あまりその途中で細かいことは言わないでほしい。
→職場で仲良くやっていくためには，勤務外でも個人的なつき合いを大事にし，何でも打ち明けてお互いをよく理解しあい，風通しをよくしたい。	4．仲間の和	→個人は尊重されるべきで，勤務外まで職場のことは持ち込まれたくない。個人的なことにはどんなことでも干渉されたくない。あれこれ身上調査めいた話はしてほしくない。
→若い人には体力的なことはどうしても敵わない。だから，その体力で職場をカバーしてほしい。業務上の指示には，たとえ個人的に不満でも従ってほしい。	5．相手に期待すること	→教えるのなら，まず自分からやって見せてほしい。質問したときはその場できちんと答えてほしい。困ったときはカバーしてほしい。若い人との差を仕事ではっきり見せてほしい。
● 何かにつけ「学校ではこう習いました」 ● 周囲の状況を無視しても休暇をとる。 ● すぐ感情を顔に出し，起伏が大きい。 ● 報告を忘れる。確認を忘れる。 ● すぐ調子にのる，やたらとはしゃぐ。 ● 人の話をちゃんと聞いていない。	6．お互いに嫌いなところ，ことばなど	●「何でも言って」といいながら，提案しても却下されてしまう。無駄をするみたい。 ●「これで楽ができるわ」というセリフ。 ● 生理休暇申請でイヤミを言う。 ●「ここのやり方では」という切り出し方。 ● やたらに「もったいない」と言う。

近頃職場旅行という行事が方々で若い世代から敬遠されるようになってきている。年配者はこの行事が職場内のコミュニケーションを維持する上で大事と考えているので，これが釈然としない感じに映るようであるが，若い世代にしてみれば職場と自分のプライベート・ライフとの間には一線が引かれているべきで，職場の関係をもったまま旅行に行くなどということは思いもよらないのである。レクリエーションとしての旅行なら，気の合った仲間と行くものであって，そこまで「職場」が介入するのは少しも面白いとは思っていないのである（まして自分でその費用を負担するというのでは）。

　年配者にとっては思いもよらないことであったのは，若い人が配置されて「これで楽ができるわ」と思わず言ったことへの反応であった。年配者は若い人に対して期待感をもっているという意味で言ったのであったが，若い人はこれを聞いて内心「あんたを楽にしてやるためにここに配置されたわけではない」と思ったというのである。配置されてすぐのこの行き違いはその後ことごとに大きな断裂となっていった。

　年配者はコミュニケーションをよくしようとして，個人的なことをいろいろ聞いたりすることがある。むしろこれは家庭の状況などを聞いておくことによって，いろいろな機会に配慮をしてやったり，困ったときに相談にのるためという好意的な発想がそこにあるのだが，若い人はそうしたことはあくまでも「プライバシー」として話をしたくないと考えていて職場での関係を全人的な関係にはしたくないと考えている。ここが年配者には不満となる。

　年功序列といった職場の秩序も，最近はだんだんと崩壊の傾向にある。会社等では能率給方式を採用するところも出てきている。かつてはその序列の下位にいて，上位者に気を使ってきた年配者がようやく上位者の位置に登りついたということで，かつての上位者と同様な扱いを受けて当然と考えていたことが根本から崩れていくことを愉快に感ずるはずはない。家庭においても両親という存在が十分に尊敬される存在ではなくなってきているのであるから，若い人から見てただ「年の功」だけの存在では尊敬のしようがないということになるのであろう。

年配者は先輩から教えられることを有り難いと感じてきた。昔の徒弟制度の中では師匠が手をとって教えるということはまれであり，弟子は師匠の一挙手一投足を注意深く見て習い覚えるのが普通であったから，教えられるということの有り難さがそこにあった。しかし今の時代では教えられるのは当然なことで，それは少しも有り難いことではなくなってきている。むしろ教える側が教えるのは義務だと思われている。きちんとしたカリキュラムにのっとった，合理的な方法で教えようともしない先輩などは先輩に値いしないと思われることになる。

III. メンタルヘルスの意味

　「精神健康」は「メンタルヘルス」という語の直訳であるが，きわめて漠然としている語である。この定義については諸説あるが，この方面に造詣の深かった故村松常雄氏の考え方を要約して「正しく選びとれること」と考えたい。「選びとること」とはいろいろな場面でそこでの状況についての情報を集め，これまでの知識を駆使して判断を下すことである。この判断が正しくできないということはどのようなことであろうか？情報自体が誤っていたのに，その情報が正しいかどうかのチェック

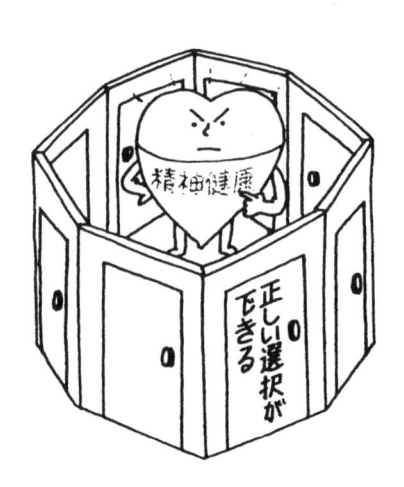

ができない状況がそこにあったということもあり得る。錯覚という現象もその一つの例であろう。またそういう状態の背景として錯覚を生じやすい性格の問題もあるかも知れないし、そのときの身体的な状況のためかも知れない。

そうした問題はさておくとして、判断を下すというときには十分に冷静であることがのぞましい。冷静であるためにはどうするか？それにはまず余裕があることが必要である。そしてそのためには、その前の段階で身もこころも十分に休養がとられていることが条件となる。

IV. ストレス克服の4つのR

1. REST（休養）

休暇をとることは法律で保証された当然の権利であるのだが、実際にはその権利がなかなか行使されていない。日本人はワークホリック（働き中毒）にかかっているとは外国からよく指摘されるところである。一時代前の高度成長経済期には「中毒」とよばれても仕方がないくらい仕事を大事と考え、そこに心身共に没入することが最高の価値をもっているかのように考えていた「企業戦士」たちがいたことはたしかである。しかしその後の時代のうつり変わりでそうした考え方をする人は少なくなった。権利意識が拡大していき、合理化と効率化が職場に導入されていくことで、この辺の事情は一変した。周囲がどうであれ、権利としての休暇申請を堂々とする若年層が増えてきた。権利といえば権利であって、そこに正当性がないわけではないのだが、多勢の人が働く職場で一人が休むことは他の職員に負担を与えることになることは避けられない。そこを考えるとたしかに一年間のどの時期を通じても休暇がとりにくいことは変わりないことになってしまう。

どのみち他の職員との関係で休暇をとることを考えなければならないのであるから、わざわざそのことで摩擦を生ずることがないようには配慮すべきである。他の職員への負担が少ない範囲でとるようにするのが

よいであろう。ただ管理者の年齢層はかつての「企業戦士」に近い世代だから，有給休暇が権利であるとはいっても決してスンナリと OK は出ないことが多いと思った方がよいであろう，というのが現状であろう。

休暇をとるのは仕事からくるストレスを一切とり除くのが目的であるから，その期間中に仕事の連絡がなるべく来ないようにしたい。といって医療者の職場ではどんな緊急事態が起こらないとは限らないのだから，そういった緊急時は例外である。緊急事態なのに休暇中だからといって呼び出しに応じなければ職務規定違反とされても抗議はできない。そういう呼び出しがあったら運が悪かったと考える他ない。

2. RELAX（くつろぎ）

休暇をとって何をするか？これはあらかじめ計画をしておく方がよい。尤も一切何もしないでボケーッとしているということも，それはそれで意味のないことではないのだが…。要は普段力の入っている肩からそれを抜くことである。年配者にはこういうときに温泉に行って好きなだけ入湯を楽しむという人が少なくない。これは文字どおり入湯することでのリラックスもあるのだが，もう一つの面は非日常的ということである。正月でもない限り朝風呂に入って，一杯やるなどということは普段の日にできるものではない。「普段できないことをやる」という部分

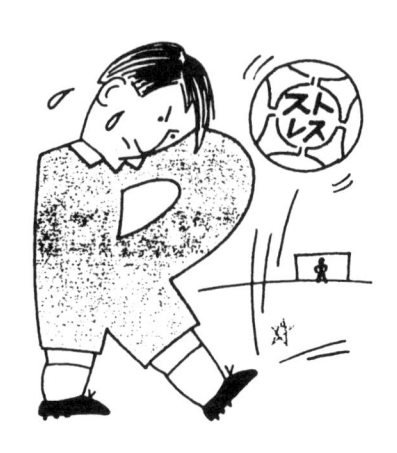

に意味があるのである．別のことばでいえば「日常性からの脱出」である．たとえば近頃若い人の間に「コスプレ」（コスチューム・プレイ＝漫画や劇画のキャラクターの衣装をつける遊び）というものが流行しているが，これだってその「非日常的」な部分をもったものだといえる．

今温泉といったが，それを含めてどこかに旅行するというのはまさにこの「非日常的」を満足させることになる．「徒然草」の兼好法師も「いずくにもあれ，しばし旅立ちたるこそ目覚める心地すれ（行き先などはどうでもよい，ちょっと旅行に出るのは目の覚めるような気持ちになれるものだ）」と言っている．

旅行には三つの楽しみがあると，かつて旅行雑誌「旅」の女性編集長としてならした故戸塚文子氏が書いている．その一つは計画する楽しみ，二つ目は実際に行っての楽しみ，そして三つ目はそれを思い出す楽しみという．このうち旅程を立てるという作業をあまり好まない人もいるのだが，今日では各旅行業者がさまざまに工夫をこらした企画ツアーを商品として売っており，その情報は簡単に入手できる．行った先で新しい出会いがあり，初めて経験することがあるのが戸塚氏の「二つ目の楽しみ」である．

社会学者の鶴見和子氏によれば日本人の好奇心はかなり強いもので，明治維新という政治変革もこの旺盛な好奇心のなせるわざだという．医療者はこの好奇心が旺盛であることも必要な素養であると考えるし，旅行は好奇心を発揮させるまたとないよいチャンスである．旅先で経験することは思いがけない発想を考えつくヒントを与えてくれる場合もあるものだ．広い視野をもつことも医療者にとっては必要なことでもあり，仕事に直接の関係をもたないことでも，いつかその経験が役立つことがある．

余 談 著者自身旅行好きであるが，これまでいろいろな土地を旅行して得た知識で随分得をしている．沖縄で観光バスに乗ったとき，運転手氏名が「瑞慶覧…」と書いてあったのを見た．ガイドが「本日の運転手はズケラン…」と言うので，この姓の読み方を知った．後に全く同じ姓の人に会

ったとき「ズケランさんですね」と言ったら相手がびっくりして「私の姓をちゃんと読んだ人に初めて会いました」と喜んだ。人とのコミュニケーションにもこうした経験は役立つものだと思った。

旅行に限らない。趣味をもっている人はまさに思いっきりそれを楽しめるチャンスである。昔の人は勤勉であることが最上の徳と考えられていたし，またそれだけ働いていればとても時間の余裕はないから無趣味の人が少なくなかった。それは高度成長経済時代の「企業戦士」も同様であった。中には「働くことが趣味」と広言する人さえいた。このように働くことへのめりこんでしまうと，休みの日には全くやることがない。ひところ「カウチポテト」とよばれたテレビを見ながらゴロ寝が「定番」になるしかない。こういう人達が定年を迎えて「毎日が日曜日」という形になると，時間をもて余すだけの存在になってしまった。今でも定年後の時間をもて余す人が少なくなく，結果的にそこからうつ病になるケースもある。

趣味のもつ大きな意味は，その場では自分の主体性が発揮できるということである。趣味は仕事と違って，やりたくなければやらないでも済むものである。ふだん上司から指示を受けて行動することの多い人にとって，自主性が発揮できることはまさに「変身」そのものにもなる。「こうしなければならない」という強制力が働く普段の仕事と違って，「こうしたいからする」という意思が発揮できる場である。別のページ（10頁）にもあるように自己実現は人間の欲求の最高のものなのである。

余 談 古典落語の「茶の湯」は一代で自分の店を持った男が隠居して店を伜に譲ったが，無趣味のため退屈している。隠居所のもとの持ち主が茶人であったことから茶の湯の道具がそろっていたので心得がないのに茶の湯を始める。抹茶の代わりに青きな粉に椋の皮（むくのかわ＝昔は泡がでるので洗剤として使っていた）を入れるという，珍妙なシロモノで，飲んだ人はみんな下痢をしてしまう。初めは茶菓子もほんものだったが，中にはこの茶菓子目当てにやってくる者も出てきて月々の菓子代がかかり過ぎ

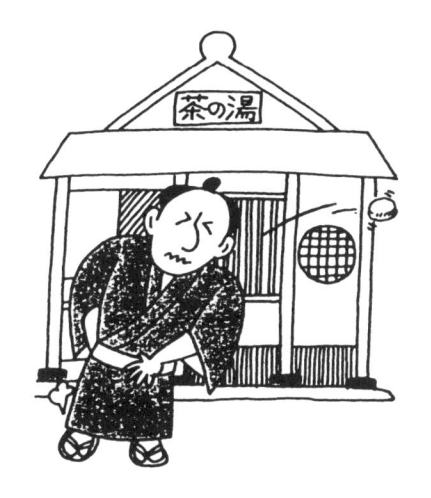

るので，隠居はサツマイモを原料にしたとんでもない菓子を作って出す。ある日やってきた客，このもてなしに閉口してトイレに立つふりをして廊下に出，たもとの中でべたついている菓子の残りを放ると，垣根の向こうで農作業をしていた人の横面にグシャリ。「あっ，また茶の湯やってんな」というあらすじである。まさに無趣味でいることが「公害」となりはてるという一つの教訓話である。

　趣味というものは急にもとうとしてももてるものではない。それだけに「定年になってから」などと日延べをしてしまわずに現役のうちから，忙しい中でも少しの時間を割いてやっていくべきものである。それもあまり相手を必要としないものの方がよい。この方が自分だけの一方的都合だけでできるからである。一人で楽しむ趣味の持ち主をひところ前は「オタク」と呼んでどちらかというと疎外した時代があったが，逆になにごとも群れてでしかやれないのは明らかに主体性の弱さのあらわれでしかない。まわりから如何に「あんなつまらないことを…」と批判されようと自分の意思を貫きとおす「オタク」精神の方がたくましいし，また十分に自分の人生を楽しめる人なのである。医療者は是非趣味の一つも持ち合わせている人であってほしい。

こころのゆとりをとり戻す工夫のひとつに「笑う」ということがある。笑いという感情は副交感神経の作動を促し，きわめてリラックスした気分になれる。ただ一口に「笑い」とはいっても，そこには「質」の問題がある。少なくとも失笑，冷笑，嘲笑，苦笑などのたぐいは「笑い」の字はついても「質」としては低い。副交感神経を刺激するまでにはいかず，表面的に表情筋を動かすだけに留まる。いわゆる「腹の底から笑う」という形での「呵々大笑（かかたいしょう）」や，あることが十分理解できたことによる満足感を伴った笑い，他人に共感感情がもてたことを愉快と感じるときの笑いこそ，「質」の高い笑いである。

　余　談　その「質の高い笑い」の提供者こそ，古典落語であると著者は信じている。一度じっくり鑑賞する機会をもつように勧めたい。

3. REFLEX（反省）

　心身を休めて，十分な回復がはかれた時点でやってみた方がよいのは反省ということである。休暇をとる前の状態があまりにも余裕がなく，そのためにどこかで誤りを犯してしまったことがあったのではないか？もしそうだったとすれば，何故余裕のない状態ができてしまったのか？考え方ややり方のどこかに無理があったのではないか？その無理はどんな形で，何故生ずることになったのか？何か自分にふさわしくない高望みをしたり，他人からよく思われようとして，あるいは他人に負けまいとして背伸びをしていたところがあったのではないか？どこか自分に対して素直でなかった点があったのではないか？そんな無理をしてどんな得があったというのか？そういった点について点検してみるのである。こうしていくうちに自分の客観的な姿が見えてくるようになる。自分が客観的にとらえられずに，ちょうどレーダー装置が故障した飛行機のように自分の位置が確認できない状況の中で迷走しているのが神経症の状態である。
　自分で反省しきれる自信がなかったら，例えば学校時代の友達のように現実的な利害関係をもたない相手と話をしてみることだ。普段から考

えていることも，人知れず悩んでいることもすべて打ち明けて話を聞いてもらうことだ。それを自分の口で言うことによって自分でも判ってくるようになる。座禅を組むのも具体的な方法の一つになろう。座禅を組むという方法はやはりそれなりの歴史と経験に裏付けられたリラクゼーションの一つの方法であるとともに，自分を発見する道でもある。

余　談　リンカーンがあの奴隷開放宣言を出そうか出すまいかと思案していた時期のこと，彼はふと思いついて郷里に使いを出し，古い友人の一人を呼んでこさせた。昔はともかく，今は米国第16代大統領からの呼び出しである。友人が馬を飛ばして駆けつけるとリンカーンは喜んで友人を招き入れ，椅子に座らせるや奴隷開放宣言が如何に必要かについて熱っぽく語り出した。友人があっけにとられている間に話し終わったリンカーンは，相手がまだ何も言わないうちにその手をとって，「いや君の意見は大変参考になったよ。ありがとう」といって帰してしまったという。人を喰った話だが，このときのリンカーンにはただ黙って聞いていてくれる人が必要だったのであろう。

4. RECONSTRUCT（再構築）

　今までのプロセスを踏んでいって，もしどこかに無理があることを知ったならためらわず無理をしなくて済む方法を考えるべきである。いわば発想の転換である。「逆もまた真なり」ともいい，「押してだめなら引いてみな」も真理である。そこに工夫をこらすことが創造性であり，この休暇を終えてまた勤務の日々に戻っていくについて何か目新しい方向・方法・手段が何か見えてくるようでありたい。そうやって少しづつ成長することがよくいわれる「生涯教育」なのである。

　同じ休暇をとってくつろげたとしても，できればそこに「進歩」がほしい。休暇をとる前ととった後とで，いくらかでもそこに差がほしい。そうなってこそ休暇を取る意味があるのである。

余　談・1　グリム童話にある樫の木と柳の木の話は象徴的である。嵐の

晩，敢然と嵐に立ち向かった樫の木は翌朝ボッキリと折れていたが，風を受け流していた柳の木は無傷であった。もろもろのストレスをうまく処理し，うまくつきあう（ストレス・コーピング）ことが一番大事なことである。

余談・2 昔から「笑う門には福来る」と経験的にいわれてきた。これが最近精神免疫学の方面で事実として確認されるようになってきた。血液の中の白血球が免疫に関して力があることは以前から知られていたが，その中でもとくに強力なＮＫ細胞（Natural Killer の略）の活性度が落語等の演芸を鑑賞しての笑いによって有意に高められるという論文がいくつも発表されている。まさに「腹の底から笑う」という体験こそストレス・コーピングの具体的手段としては，感染症の予防が「手を洗う」ことでできるというのと同じくらい手軽な手段だったことが証明されたことになる。

米国には「笑い」を治療手段として用い，治療成績を挙げている医師が実在する。その伝記が 1999 年春，「パッチ・アダムス」という映画で公開された。同年秋にビデオ化されたので一覧をお勧めする。

⇨この項で併読・参考にするとよい本の紹介
1. 精神科医の落語診断，中田輝夫著，青蛙房刊，1986
2. 落語に学ぶメンタルヘルス，同著，同刊，1996

追　補

　ある医学雑誌の書評で東海大学の五島雄一郎名誉教授は，本書の本質を「メンタルヘルスの本」と喝破して下さった。これを受けて本書が「精神保健」という科目にも通用するように改定版から以下の項目を追加することにした。是非活用して頂きたい。

第1章　適　応

　この問題については本文の 20 頁で触れているが，実は人の生涯（ライフサイクル）のいろいろな場面で関係してくる奥行きの深い問題であり，「精神保健」という科目の中心課題というべき「生活の場の精神保健」「発達段階の精神保健」の2項目を立体的に眺められる角度の視点がある。これを踏まえて，ここでもう少しこの問題を掘り下げて見ることにしたい。

I. 適応のしくみ

　ある組織の中で人事異動があり，あなたはそれによって新しい職場に異動したとしよう。異動に当たって「今度の職場ではこれこれの成果を君に期待する」というようなことを上層部から云われることもあるし，新職場の上司から云われることもあろう。そこに異動の意味があり，あなたにとっての目標になる（適応目標）。そしてあなたの側でもその期

〔生活の場〕	〔ライフサイクル〕	〔問 題 点〕	〔対処等〕
家庭	妊娠初期	栄養障害, 放射線, 外力, 薬物, 感染症, 等の影響	母子保健 母子手帳交付 母親教室開催
	後期―出産期	早産, 未熟児, 難産 新生児仮死, 低酸素症 重症黄疸	産婦人科医療
	産褥期 乳幼児期	産褥期精神障害 母子共生関係樹立障害 親不在, 不和, 子への拒否, 虐待, 放任, 脅迫的育児, 指導者不在, 情報過多	リエゾン精神医学 6カ月検診 3歳児検診
学校	学童期	不登校, 学業不振, いじめ, チック, 遺尿, 遺糞, 夜尿, 夜驚等の心身症	児童相談所 教育相談所
	思春期	自己同一性(アイデンティティ) 確立失敗, 挫折, 非行, 犯罪, 集団化	思春期外来 少年相談所 補導センター
職場	青年期―成人期	職場の不適応, 家庭内不和, 世代間断絶, 経済的逼迫, 更年期障害, アルコール, 事故, 老親介護の問題,	職場の メンタルヘルス
地域	初老期 老年期	定年問題, 心身の老化, 痴呆化, 「生き甲斐」の問題	老年医療 地域での支援 システム

図10 生活の場・ライフサイクル・そこでの問題点・対処策等

待に応えてやっていこうという気持ち（適応欲求）が生まれるだろう。
　しかし一方そこに新しい不安も生じよう。新職場の上司・同僚・部下となる人達はどんな人達なのか？　親切なのか冷たいのか？　雰囲気は家庭的なのか競争的なのか？　等々数限りない。そこで多分新職場についてのあらゆる情報をいろいろな方法で集めようとするだろう。「相手」を早く知ることはそれだけ有利だからだ。
　赴任すると早速あなたの持ち場が決められる。その持ち場での課題をあなたなりの努力で一つ一つ解決をしていかなければならない（課題解決過程）。もちろん周囲もそれをあなたに期待している。時間経過とともにあなたは周囲の人々となじみ，与えられた仕事もうまくこなしていくようになる（適応過程）………というのが普通の状態である。
　こうした過程をあまり自分で意識せずにできることもあれば，かなりの努力を要することもある。場合によっては前の職場でやってきた方法を全く逆転させなければならないこともあろうし，これまでは自分自身が他人に対して誇れると思ってきたことを隠さなくてはならないこともあるだろう。とくに後者のように自分の考え──価値観や人生観までも──を大きく変えなくてはならなくなる場合には，当然ながらかなり心理的抵抗感も生じよう（内的適応）。それがときに葛藤にまで発展することもある。それがうまく乗り越えられず，葛藤が精神的・身体的な症状になって現れるようになる（不適応状態）こともある。そうなれば仕事をうまくこなせなくなり，周囲の期待を大きく裏切る結果となって対人関係も悪化してくることになる。
　あるいは新職場に異動した当初から大張り切りで仕事をこなす人もいる。期待されていることに早く成果を挙げて応えようと，それこそシャカリキになって働きまくり周囲の目を見はらせる。もちろん結果としてその評判はよいのだが，そのために毎日全力投球をしている結果であることに気づいていない（過剰適応）。その無理が身体の弱点をついて出てくるのが「心身症」（本文94頁）である。まさに「過ぎたるは及ばざるが如し」である。

II. 適応の決定因子

1. 環境側の問題

　不適応を起こした事例の報告は少なくなく，職場のメンタルヘルスという問題はこうした不適応の事例にどう対処するかといっても過言ではない。中には精神分裂病が発病していたためという事例もあるが，多くはその人の性格的な問題とされる。しかしそれは必ずしもすべてを語りつくしているとはいえない。

　環境の側も人の集まりであり，そこにむしろ問題がある場合もある。過労死を招くような過酷な労働環境の職場が労働法規や基準監督署の監視という勤労者保護の網をすりぬけて存在することは事実だし，最近はリストラぐるみで退職強要の手段がさまざまにとられている状況も報告されている。職場の中間管理職の中には能力ある部下に辛くあたる者もいるし，また男性職員の女性に対するセクハラも問題化している。

　またそこまでの意図性がなくても人事配置が適正でないために不適応が起こることも少なくない。しかし組織が大きくなればなるほど「小回りがきかない」欠点があり，人事配置上迅速な対応がなされた例はきわめて稀といってもよい。いわばこうした慢性的な「職場病理」の是正の具体例の実現は本邦ではなかなか困難のようである。

2. 個人側の問題

　1．の冒頭に述べたようにその人の性格という問題は無視できない。性格の類型という問題は本文の24頁以下に述べた通りであるが，適応という問題を中心にみた場合は「弾力性」という面が大きく関与しているようである。水のように容器が丸でも四角でもそこに納まるといった弾力性の有無が大きくはたらいている。この弾力性という部分は知能と呼ばれているハタラキと大いに関係がある（学者によっては知能そのものが適応能力と主張する人もいる）。

　但し知能というハタラキは本文の7頁にあるように，「さしあたり現今の知能検査による限りでは」という限定つきで数字に現れるもので，

現今の検査法では測定不能な能力もあり得るのである。
　一般的にいえば知能の低さのために周囲の状況が十分掌握できなかったり，何が当面の課題なのかが理解できなかったり，課題そのものの解決能力に欠けていたりする結果，不適応を起こすことはあり得る。ことに周辺の状況が時々刻々大きく変化するような状況では，とてもついていけないという結果も起こり得る。
　逆に知能が高ければよいとは限らない。高速道路での事故では却って一定以上の高知能者の方が事故率が高くなるという報告もある。単調な状況展開が高知能者には飽きを呼ぶからであろう。

III.「エラビ」と「アワセ」

　環境と個人とが「適応」という問題をはさんで相対峙しているかたちであるが，個人が自分に合った環境を選ぶ（「エラビ」）という解決法もある。職業選択という点に関しては西欧では「エラビ」が基本で，頻回の転職歴はむしろ能力的に高い証明とすら考えられる傾向があった。もともと彼らの先祖の狩猟民族は獲物を求めて放浪するのが生活パターンであったことも無関係とはいえないであろう。
　これに対して本邦では今まで終身雇用制が一般的であったことも加担して，頻回な転職歴は辛抱力や組織への忠誠心の無さの証明と解釈されていたから，一旦就職すればその中で何とか頑張る（「アワセ」）のが普通とされていた。これも先祖の農耕民族が定住して自然に調和する生活パターンをとっていたことや，「二君にまみえず」というサムライ時代の遺風と無関係ではあるまい。
　しかし昨今は終身雇用制が崩壊し，コンピュータの導入によるハイテク技術の登場で職種次第では積極的に転職することが実績の証明になる例も出てきた。とくに若年層であるが，やがて本邦も適応の問題に関する限り「アワセ」から「エラビ」のパターンになっていくことが予想される。但しそれは景気の動向に大きく影響される部分が少なくない。

IV. 発達と適応

1. 幼児期－学童期

　乳児期にはまだ適応能力は身についていない。ひたすら母親との共生関係の中で庇護を受けるだけの存在でしかない。やがてものごころがつき，家の中で家族という存在が意識されるようになる。通常の家庭では家族は皆自分に対して好意的な存在である。わずかの例外は兄弟の上位者だが，これもあまり手ひどい攻撃をされるようなことがあれば親から規制されることになる。

　最近はこの段階で親が虐待をする例がよく報告される。これまで米国にくらべれば本邦では少ないとされてきたものであったが，最近は急増している。こうした体験をさせられた子供には確実に大きな心的外傷（トラウマ）を残すことになろうし，その後の性格形成によくない影響をもたらし，当然の結果として適応能力も低下してしまう。

　保育園，幼稚園に上がるようになって初めて家族以外の，ほぼ同年配の存在と出会う。他人の集団の初めての体験である。自分の好み，都合や主張が通らない場面も経験させられる。好意的でないどろか，明らかに敵対感情をもった相手と遭遇することにもなろう。いろいろな場面で彼我の力量の差を見せつけられることもあるだろう。まさに最初の適応体験であるのだが，失敗すれば「不登校」のかたちとなる。多くの場合この段階での不登校は母親が傍にいないことからくる「分離不安」によるものである。

2. 思春期－青年前期

　思春期は本文 59 頁にもあるように「ヨリドコロ」（いわゆるアイデンティティ＝自己同一性）を求める旅の出発点である。親とちがう自分，他ならぬ自分とは何かという問いへの答えを求めてこころは激しく動揺する。加えて性的な衝動が起こるようになり，異性への関心が強まる。「適切」な処理が行われないと，これは大きな暴発――いじめ，集団非行などを招くことにもなる。

この時期には例えば親からの自立を考えながらも現実にはそれが不可能のために依存するという,「独立と依存」といった矛盾した心理もはたらきやすい。これはまた部屋や服装などでの「個」の主張の一方で,仲間の平均値からの極端な逸脱を嫌うといった点にも見られる。他人からの干渉を嫌いながらも孤立化を極端に恐れ,携帯電話を始終掛けることでコミュニケーションの保持に躍起になっている。

また第一志望校への進学失敗や失恋といった挫折体験も当人にとっては大きな衝撃である。それまで持っていた主観的な他人からの自分への評価が,意に反して否定されたという結果は予想以上に深刻さをもたらす。これもときとしてトラウマとなる場合がある。

これらの衝動や挫折後に起こる欲求不満状態への対処には本文 16 頁の「乗り越え術（心理機制または防衛機制）」のどれかが選ばれる。それが適切でないと精神・身体の諸症状となって現れてくることにもなる。

3. 青年後期・結婚生活への適応

一定の年齢に達したら配偶者をもつということは別に法律で決められたものではなく,単なる社会通念に過ぎない。通念とはいってもいわゆる適齢期となれば親は早く結婚しろというようになる。親の側は子がいつまでも独身でいることへの世間の眼は気になるものなのである。

さて,適当な相手がいてとにかく世間並に結婚したとしよう。一旦結婚して新生活に入れば,そこにもまた適応の問題が待ち受けている。結婚に至るプロセスの中でお互いの価値観や家庭観についての十分な意見交換が行われ,お互いに納得した上でのことであってもいざ生活が始まってみると,意外なほどお互いの考え方の差があり,日々の生活リズムの差も生じてくる。もともとは生まれ育ちの違う関係であり,全生活を共有することで微妙なきしみも生ずるようになる。

こうした点もお互いに結婚生活を維持しようという「適応欲求」が双方にあれば是正できるが,それが欠けたとなると破局という結果を呼ぶことになる。ときには新婚旅行への出発時から起こることがあるようで

「成田離婚」などと呼ばれている。尤も最近は離婚も恥――少なくともそう価値を下落させることにならない風潮があるから,「破局」というほどのダメージにならないのかも知れない。ここでも「アワセ」から「エラビ」の時代への転化が起こっているのだろうか。但しその「エラビ」の基準の甘さが気になるのではあるが………。

4．青年後期・「子育て」への適応

　結婚して子供が生まれる。双方の親族から祝福を受ける。世間的には「慶事」であっても当事者である母親は出産時の苦しみを経験させられた上,早速赤ん坊というたぐいまれな暴君の召使とならなければならない。何しろこの暴君は夜昼を問わず「待ったなし」で泣くことしかしない。大人の生活リズムは当分の間めちゃめちゃにされる。日曜も祭日もなく,親の「自由」は完全に廃棄させられる。

　このような「子育て」にもまた適応の問題がついて回る。昔のように親との同居があれば経験者の助言や手助けも受けられるが,核家族となるとそれらを全部自分で処理しなければならない。身体的抵抗力が弱い乳児のことで病気にも罹りやすい。近くに小児科の医療機関があればよいが,あっても夜間は医師不在などということになるとお手あげで,ただオロオロするばかり・・・。そんな場面も起こりかねない「子育て」への適応欲求をしっかり持っていられるかどうか。

　何とか育って表で遊ぶようになると,同じ位の歳の子供のお母さん連との交際という適応問題が起こってくる。近頃「公園デビュー」と呼ばれる出会いもこれである。更に幼稚園や学校でのＰＴＡ活動場面へと続いていく。その中でのちょっとしたトラブルは,ときとして子供のいじめの好材料を提供してしまいかねないから油断できない。

5．壮年期・「育ちゆく子供」への適応

　中学進学を機会として,思春期に入っていく子供のいる家庭に親としてうまく適応していけるかという問題が起こってくる。職種や学歴等にもよるが,父親が自分で子供の勉強を見てやれることは,内容的にも時

間的にもほとんど無理な時期になっている。だから子供が今学校で何を習っているかについてはほとんど無知といってよく，せいぜい「勉強しているか？」程度の声掛けに留まる。これが続くと子供の方でも父親の関心はその程度のものとしか見ないようになる。この辺は母親もほぼ同等で，ただ口うるさい存在という分だけの違いしかない。

　家族全員がそろって食卓を囲むという機会も多くはなくなる。たまに外食の機会をもっても，価値観，趣味・趣向の違いは大きすぎて共通の話題にこと欠くことが多い。家族としての一体感は薄れ，それぞれが同じ屋根の下に寝ているだけという「ホテル家族」が少なくない。

　学校でいじめの対象とされていることにも，親はなかなか気づかないことが多い。手口も年々陰湿化してきていて，教師の眼は簡単にかすめられる。いじめの事実を親に知られ，学校当局や相手の親などに抗議行動などとられれば，いじめの度合いは確実に増加することになるからひた隠しに隠される。自殺という悲劇的結末を招いてから初めてあれがサインであったかと気付かれる例を毎度見かける。先例が教訓となりきれない状況が嘆かわしいが，そこに現在の学校の問題点がある。

6．壮年期・老親介護への適応

　元気だった親も年齢を重ねてくると健康状態に問題をもつようになってくる。長年の生活習慣からくる「生活習慣病」（＝旧称・成人病）がまず発現することになるが，その養生には習慣の変更が重要となる。しかし長年の生活習慣はそう簡単に変更できるものでなく，加齢によって性格面の弾力性を欠いてくるようになる高齢者にそれを実行させることは容易ではない。主治医と本人の間で苦労させられることになる。

　身体的に問題がなくても痴呆の影はいつの間にか忍びよってくる。奇異な行動が表面化してくるようになっても，「まさか自分の親が………」という思いがあってとてもその現実は認め難い。次にくるのは「どう対処するか」という問題であるが，確認するために医療機関へ連れて行こうとしても本人はなかなか承知しない。うまく受診させたとしてもすぐ入院できることは定員の関係からほとんど期待できないから，しばらく

は在宅のままで介護をするしかない。

　誰が主たる介護者になるかは大きな問題である。大抵は同居している子（長男のことが多い）の妻がその任にあたるものと期待される。しかしこれは大変な負担である。主婦といっても家のローンの一助にとパート勤務をしている場合が多いし，それを辞めて家計が成り立つかどうかがすぐ問題となる。

　一旦介護が必要となるともう休日はなく，しかも延々と長期戦化の様相をとるようになる。その上子育てと違って年々手がかからなくなるのではなく，逆に益々手がかかるようになってくる。しかも家族の中に受験生でも抱えていたりすると，それにも対処を同時進行で求められるのだからたまったものではない。

　たまに別居している当主の兄弟姉妹がやってくるが，こういう連中が「1日親孝行」をやらかした後に限って老親の介護主任者への評価は下落する。駄々をこね，悪口雑言を浴びせかけられる。やり甲斐のないことおびただしい話だ。このような様相となりやすい介護という場面に，どう適応していくかはきわめて現代的な課題である。

7．初老，老年期・「空の巣症候群」

　子供が独立していく。1人2人と家族の数が減っていく。勿論それは子供達が成長して一人前になった証拠であるのだが，夫婦二人の生活に戻ってみると永年に亘ってのお互いの生活リズムは大きく食い違っている。「亭主丈夫で留守がよい」などといっていた亭主は定年退職，次に何をするというあてもなく，打ち込める趣味もなく一日中家にいてゴロゴロしている。残り物で済ませていた昼食も作らなくてはならないし，「粗大ゴミ」とは誰が云ったことか至言と思えるほど邪魔である。

　会話もあまり成立しない。亭主からみれば他愛のない噂話だし，女房からみれば昔はこうだった式の耳にタコが出来るほど聞かされ続けた自慢話だけ。たまに誘う人があって旅行に出掛けてみれば，結局家の中と同じでやたらと世話が焼けて景色を楽しむどころではない。挙げ句の果てには宴会で酔いつぶれ，人手を借りてやっと自室に運び込む始末。

何がよくてこんな人と何十年も夫婦をやってたのかしら？空になったかつての子供部屋を覗いてみる。それぞれの子供達が残していった壁のポスターや書棚の教科書類。皆行っちゃったのね，巣立って行ったのよね………。そう思ううち，両眼は涙に曇っている。

決して平均寿命が延長したという数字の魔術のせいではなく，長寿の人が増加している。百歳の人が五千人もいる時代である。東京都品川区は70歳を「第2成人」として祝う行事を毎年行っている。「四十五十は鼻垂れ小僧，七十八十真っ盛り」といわれている。夫婦揃って長寿を楽しむ生活形態が21世紀のこの世代のライフスタイルであろう。それを模索することもこの年代の新しい適応行動というべきである。

余　談　著者の学位論文は「知能低格者の不適応の種々相について」というテーマである。これは与えられた職務に要求される知能のレベルを下回ることによって不適応が生ずるとの主張を多数の事例を基にして論じたものであった。「知能低格」とは新しいことばで，これを学会で初めて発表したときは質問攻めに遭ったものだった。多分今でもこのような事例は各職場で少なくないと思うし，当時から四半世紀経った今日のテクノロジー全盛の時代にはもっと増加しているかも知れない。

その後なお精神科医の産業医として働いてきたが，昨今は仕事というものへの甘い考え――これは見通しの甘さ＝知能の一部である予測力の低さ――が根源にある例をよく見かける。かつては「勤勉」とされた日本人の特性も，今はバブル崩壊以後大分その影は薄くなったという感じがしてならない。

第2章　法規と行政・社会資源

I. 現行法規までのあゆみ

　現行法規は突然変異的に制定されたわけではなく，それなりの歴史的過程を経てきたものである。紙数の関係からここではそのあらましを述べるに留めるが，これを表に示したものが表11である。

　すなわち古代では洋の東西を問わず寛大であった精神障害者への態度は，中世に入ると次第に疎外・排除の傾向をもつようになる。西欧では15世紀に時のローマ法王インノケンチウス8世が，キリスト教への異端の禁止を旨とした教書を発したのを契機に「魔女狩り」が始まり，少なくとも百万，多ければ一千万人が火あぶりの刑に処せられた。恐らくこの中には少なくない数の精神障害者が含まれていたと推定される。

　その後は1794年，パリのビセートル病院でのピネルの解放まで幽閉の時代となる。本邦では魔女狩りこそなかったが，精神障害はキツネツキの類と考えられ，それを発した家系ぐるみ疎外・差別する風潮が始まり江戸時代に入ると座敷牢や納屋の片隅に造られた「指籠（サシコ）」と呼ばれる監置室に幽閉される（但し地元の代官所への届出が義務づけられていた）ようになった（「私宅監置」といい，大正時代まで存続）。

　急速な国の近代化が推進される明治時代の1900年「精神病者監護法」が制定されたが，内容的には私宅監置を警察に届けることを中核としたもので，患者の治療よりも社会防衛的な色彩が強いものあった。このため医療機関としての精神病院への入院は遅々として進まず，相変わらず私宅監置が横行した。そこで1919年に精神病院法が制定されたが，とくに公的精神病院の建設が進まないところから私立精神病院に代行させ

表11　精神障害者の処遇と精神保健の歩み

〔時代・年代〕	〔西　欧〕		〔本　邦〕	
古　代	─────── 精神障害者に対して比較的寛大な時代 ───────			
中　世	1484	ローマ法王の教書により「魔女狩り」始まる		キツネツキ等の発生家系を家系ぐるみ疎外，差別
近　世	1794	ピネルの解放		座敷牢やサシコへの幽閉（但し代官所等へ届出義務あり）
近　代	1906	ビアーズら，コネチカット州に精神衛生協会創立	1900	精神病者監護法制定
			1919	精神病院法追加制定
	1930	ICMH，第1回国際会議を開催		
	─────── 第2次世界大戦 ───────			
現　代	1948	ICMH，WFMHと改称し，戦後初の国際会議開催	1950	旧2法を廃止し，精神衛生法制定
	1952	向精神薬登場	1964	ライシャワ駐日米大使の刺傷事件を機に，リハビリ面の強化策を推進
	1970-	先進各国，精神病院の開放化を促進，地域医療を推進	1984	宇都宮病院事件，入院患者への人権侵害問題化
			1988	精神衛生法を抜本的に改正し精神保健法制定
			1993	障害者基本法制定
			1995	精神保健福祉法制定

る「代用病院」制を規定した（今日の「指定病院」の原型）。

この頃米国では自ら州立精神病院への入院を経験したビアーズが待遇改善運動を始め，これが精神衛生運動として発展する。1906年コネチカット州に創設された精神衛生協会はやがて全米に普及し，国際精神衛生連盟（ICMH）が結成されて1930年には第1回の大会を開催した。

第2次大戦後，この連盟は世界精神保健連盟（WFMH）と改称して1948年に英国で大会を開催した。旧来の精神衛生（mental hygene）からもっと広義の精神保健（mental health）を目指そうとの意図がこの頃から高まっていった。本邦では1950年に旧2法を廃止して精神衛生法が制定された。

その後向精神病薬の登場で精神医療は大きく変化していった。70年代には先進諸国は病棟の開放化，入院期間の短縮，地域医療の充実化の方向がとられるようになった。1964年にライシャワー・駐日米大使が分裂病の少年によって刺されるという事件が起こったが，当時のマスコミの論調は「危険な障害者の『野放し』」といった社会防衛的な視点からの非難に終始した。翌年精神衛生法の改正が行われたが，これは有識者によってリハビリの充実化の方向が盛り込まれることとなった。

84年に宇都宮病院事件が起こり，入院患者への人権侵害が問題化したのを契機に法の抜本改正が求められるようになり，1988年に精神保健法が，95年に障害者基本法との整合性から精神保健福祉法となった。

II. 関係法規

1. 障害者基本法

以前「身障害者対策基本法」と呼ばれていたものが93年に改定されるとともに名称も変更された。その目的は心身障害者への対策の基本事項を含めるとともに施策を総合的，計画的に推進して障害者の自立と社会経済，文化その他あらゆる分野の活動への参加を促進する（ノーマライゼーション，第1条）ことにある。

2. 精神保健福祉法（精神保健及び精神障害者福祉に関する法律）

精神医療，精神保健施策の展開の上で基本となる法律。制定の経緯は1．に述べたとおりである。

①精神科医療機関への入院形態

次のようなものがある。

a．任意入院：患者本人の意思による入院で，本人の署名捺印した同意書が必要である。この形態で入院した場合は開放病棟に収容するのを原則とされる。また本人から退院の要求があった場合，原則としてこれを尊重しなければならないが，精神保健指定医（後述）の判断で72時間延期できる（但しその旨を書面で提示しなければならない）。

b．医療保護入院：患者本人の同意が得られない場合，代わって保護者（親権者または配偶者）の同意によって入院させる形態。親権者または配偶者以外の者でも家庭裁判所に保護者となることを申し立てることができる。全く身寄りがない場合には，居住地の市町村長（政令指定都市では区長）が代行する。また診断の確定に時間がかかる場合の1週間を限度とした「仮入院」もこの形態の一部であるが，私立病院の大部分はこの「仮入院」を扱っていない。

c．措置入院：都道府県知事の命令による入院形態。一般人でも最寄りの保健所長を通じて精神障害者またはその疑いのある人について診察を請求できる。また警察官にも通報の義務が課せられている。通報を受けて2名の精神保健指定医が個々に診察し，入院させないと自分自身を傷つけるかまたは他に害を与えるおそれがある（「自傷他害」と略称される）との意見が一致した場合に適用される。

なお休日・夜間等の場合，指定された病院の精神保健指定医1名の診断によって緊急に入院させる「緊急措置入院」が適用されるが入院先は指定された病院に限定されている。

d．応急入院：c．に準じた入院形態であるが，これも予めこの法律で指定された病院に限定されている（72時間限定）。

②精神保健指定医

精神保健福祉法に基づく諸入院形態（任意入院を除く）について入退院の判断，入院治療，治療上の必要からの12時間を越える身体的拘束・隔離の指示等の権限・責任を負う。臨床経験5年以上（うち精神科臨床経験3年以上）の医師の中から申請により厚生大臣が指定し，5年毎の更新手続きを要する。

③精神医療審査会

患者の処遇が適切に行われているかどうかを審査する機関で，法律専門家等も含む「第3者機関」で各都道府県毎に設置されている。

④通院医療費の公費負担制度と精神保健福祉手帳

通院医療については精神衛生法の時代から公費負担制度が施行されていたが，現在では95/100の額が都道府県の公費負担となった。また身体障害者と同様に障害者手帳が精神障害者にも交付されるようになった（但し手帳保持によって受けられる給付の内容はまだ検討中である）。

⑤国民の義務

「国民は，精神的健康の保持及び増進に努めるとともに，精神障害者等に対する理解を深め，及び精神障害者等がその障害を克服して社会復帰をし，自立と社会経済活動への参加をしようとする努力に対し，協力するように努めなければならない」（第3条全文）

いわばこれが精神保健の法律的根拠である。

III. 行政の仕組み

「行政」は国，都道府県，市町村のレベルで法律に則った施策を行っているが，精神保健関係もそれぞれに対応部局がある。

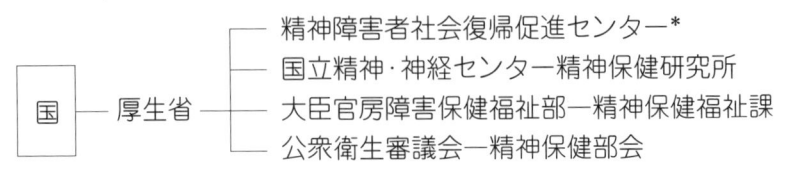

```
         ┌─ 精神障害者社会復帰促進センター*
         ├─ 国立精神・神経センター精神保健研究所
国 ─ 厚生省 ┤
         ├─ 大臣官房障害保健福祉部 ─ 精神保健福祉課
         └─ 公衆衛生審議会 ─ 精神保健部会
```

```
        ┌──── 精神保健福祉センター**
都道 ├──── 地方精神保健福祉審議会
府県 ├──── 精神保健福祉部局─精神保健福祉課─精神保健福祉係
        └──── 精神医療審査会              └──── 保健所***
```

IV. 社会資源（医療機関を除く）

1．諸相談窓口

精神科医療機関では「医療相談」という形で家族等の精神保健相談に応じているが，医療機関外の公的機関には次のような窓口がある。

```
①精神保健福祉相談 ─────────┐***
②老人精神保健相談 ─────────┤保健所
③性に関する心の悩み相談 ────┘
④酒害相談 ───────────────┐**
⑤精神保健福祉相談で複雑な例 ┤精神保健福
⑥心の健康作り ─────────────┘祉センター
```

2．社会復帰のための諸施設

①生活訓練施設：障害のために独立して日常生活ができず，生活の場がない者が対象。
②福祉ホーム：一定の自活能力はあるが，家庭の事情等で住宅の確保が困難な者が対象。
③授産施設：相当程度の作業能力があるが，住宅確保が困難な者が対象。
④福祉工場：③を経た者で一般雇用が困難な者が対象。
⑤グループホーム：地域で共同生活可能な者の入所施設。
⑥小規模作業所：③程度の作業能力がある者の通所施設。
⑦デイケア：③以前の段階で在宅している者が対象。
　都道府県立の精神保健福祉センターや国立の精神障害者社会復帰促進

センター＊では①－⑦の機能を併設している（但し定員は多くない）。

　なお最近痴呆性老人を対象にした⑤や⑦も増加している。これはできるだけ在宅で，しかも主たる家庭内介護者の負担の軽減をはかりながら生活していくことを目標にしたものである。国としても介護保険制度の実施に踏み切ったが，給付としての介護の内容が状況評価と機械的に連動するという点についての問題も少なくない。今後確実に増加が予想される老年者がその生涯の中でこの国のために長年働いてきたた事実が軽んじられて「この国に生まれた不幸を重ねもつ」（1919．呉秀三の私宅監置の状況調査の感想の言）ようなことにならないようにしなければなるまい。

あとがき

　「勉強する」ということはどういうことなのだろうか？
　学生の「本分」は勉強することにあるといわれた時代があった。その時代に学生だった著者は実のところあんまり「勉強」はしていなかった。期末の試験が近づいてくると，仲間と集まっては試験のヤマを想定し，その対処策を講じていた。国家試験までの試験を何とかそうやってクリアしてきた。だが果してあれが「勉強」だったのだろうか？
　医師となって患者と接する日々が続いてきた中で，ときとして「ああ，この点が自分はわかっていなかったな」と感じたことがあった。そういうときに関係のある本や文献を読んでみるととてもよく理解できるし，別に記憶しようとは思わないのにそれが記憶できるのである。むりやり自分で工夫した暗記術に頼って試験を切り抜けてきた学生の頃とは明らかに違うのである。学生の時代には，自分が「何がわからないか」がわかっていなかった。講義されたすべてのことが重要に見え，その領域の全体像がつかめていなかった。
　必要を感じてやることはものになる，とそれから思うようになった。本を一冊書くという仕事はまさにそれである。本書の内容の半分くらいは，定年まで医科大学の教職員を勤めあげた著者でも新規に「勉強」しなければならないものであった。してみると「生涯教育」とは実によいことばで，まさに生涯は「勉強」の連続であるようだ。「勉強」とはつまりそういうものだったのである。
　本書の内容は医療の世界にはありがちなマニュアル化した技術教本ではない。「まえがき」に書いたように「どん欲なごった煮」に終始した。あれこれといろいろな素材をできるだけ持ち込み，著者なりに調理してみた。サンマではないが苦いかしょっぱいか，それは本書を題名どおり「副読本」としてくれた学生さんからのこれからのフィードバックが物語ってくれよう。刊行にあたり，新興医学出版社の服部治夫氏にはこの

企画の持ち込み以来，大変お世話になった。また大部分のイラストは長年のパートナーである浅見美寛氏のご協力をいただいた。あわせて心からお礼を申し上げる次第である。

　1998 年，長野五輪の閉会式の日に

著 者 し る す

追伸　「まえがき」に記したように，本書は本来昭和大学医療短期大学で「病人の心理」という科目を担当するに当たってその教材用に執筆したものであった。98 年秋にその最初の講義を行うにあたって本書はあくまでも「副読本」であることを説明した上で，全学生に分担・予習をさせて発表してもらい，著者はその補足をするという形にして一方通行的講義になることを極力避けるようにした。
　このような形態を「ＡＯＬ（Audience Oriented Lecture ＝聴講者指向制講義）」と名付けたが，期末試験の際に講義についてのアンケートを実施してみたら高い支持率でこの方法を支持してくれていて自信を強めることができた。その結果 99 年も本法によって講義を行い，同様アンケートで同程度の支持を得た。
　また本書が他校の看護，コメデイカルの学生さんからも歓迎されてここに追補版の刊行を迎えられたことは著者にとって大きな喜びであり，読者並びに新興医学出版社に感謝の意を表したい。

索 引

A

アドバンス・ディレクティブ 202
アメンチア 81
アワセ 223
葦原金次郎 85

B

梅毒 121
ベネディクト（ルース） 48
ベルガー 45
ビハーラ病棟 51
バイオエシックス 49
防衛機制（心理機制） 16
ブローカ 44
文化人類学 48
文章完成法テスト（SCT） 54
分裂気質 27

C

キャノン 36
シャルコ 45
知・情・意 7
知覚 8
知能 7
知能検査法 53
中毒性精神病 93
コンプライアンス 168

D

代償（補償，心理機制） 16
伝染病 121
デカルト 35
同一性（自我意識） 13
―――の異常 87
動機 13, 134
―――づけ 134
ドナー（臓器提供者） 193
ドーパミン 46
DSM-IV 53
ジュ・ボア・レイモン 45

E

エゴ 30
エヤミ 115
エラビ 223
エンドルフィン 166

F

不安 75, 109
不健康 70
副交感神経 37
副作用の説明 175
フローチャート 23
不眠 71
フロイト 11, 30

G

外因性疾患　93, 97
学習　22
グループホーム　237
ゲート・コントロール　164
画像診断　52
言語外コミュニケーション　132
限界性（自我意識）　13
─── の異常　86
幻覚　82
幻肢痛　160
偽薬（プラシボー）　177
合理化（心理機制）　16

H

長谷川式痴呆診査スケール　53
反動形成（心理機制）　17
ヘルシンキ宣言　180
非難・批判語　149
否認（心理機制）　17
評価尺度　54
福祉工場　237
福祉ホーム　237
不適応状態　222
疱瘡　120
保健所　237
HRS（ハミルトンうつ状態評価表）　54

I

IC（インフォームド・コンセント）　179
ICD-10　53
ICMH　232
ICU症候群　109
イド　30
イミプラミン　47
医療人類学　48
陰性転移　101
意識　5
意志の制止，阻害　89
意識の障害　81
医心方　120
イソニアジド　46
痛み　159
意欲（意志と欲動）　9
医療保護入院　233

J

自罰傾向　19
自我意識　12
─── の障害　86
自発性減退　90
自己同一性（同一性，ヨリドコロ）　60
人格　11
人格障害　99
自律神経系　37
自律訓練法　146

自律神経失調症　79
授産施設　237
情動　9
情動マヒ　89
情動失禁　89
条件反射　22
循環気質　27
ユング　33

K

過剰適応　221
観念奔逸　82
漢方　120
漢方薬　178
緩和ケア・チーム　203
家族（さまざま）　111
　──と医療者　112
　──間ダイナミクス　112
課題解決過程　221
カタチとハタラキ　1
葛藤　19
ケガレ　116
系統的脱感作法　145
健忘　86
健康　70
県民性　28, 49
気分　9
基準範囲（正常値）　66
記銘力減弱　86
緊張病症候群　89

記憶　8
記憶錯誤　86
気質　24
禁止語　148
行動科学　13
行動療法　145
交感神経　37
告知（病名告知）　184
恐怖　9
狭義の性格　24
共感感情　131

L

リエゾン精神医学　68, 69
リビング・ウィル　202

M

マズロー　10
魔女狩り　230
面接　53,
メンタルヘルスの意味　210
メスメル，メスメリズム　45
民俗学　49
モノアミン　46
燃えつき症候群　205
森田療法　142
もうろう状態　81
妄想　83
MMPI（ミネソタ多面的人格検査法）　54

無罰傾向　19
無意識　11

N

内因性疾患　93, 98
内観療法　143
内的適応　221
入院形態　233
任意入院　233
認知　8
――療法　144
能動性（自我意識）　13
――の異常　87
脳波　52
脳死　191, 192
ノルアドレナリン　46
入院（要件，反応）　104
ニュルンベルグ綱領　180
NREM（ノンレム）睡眠期　7

O

応急入院　233
オサキ，オサキモチ　121, 122

P

パニック・ディスオーダー　77, 95
パターナリズム　181
パブロフ　22
ペルソナ　33

PF スタディ　54
プラシボー（偽薬）　177
プラトン　4
サイコオンコロジー（精神神経免疫学）　189

Q

QOL（生活の質）　188

R

レム（REM）睡眠　7
倫理学　49
ロールシャッハテスト　54

S

サイバネティックス　23
指籠（サシコ）　230
錯覚　82
SDS　54
私宅監置　230
障害者基本法　232
小規模作業所　237
世代差　205
世界没落体験　83
性格検査法　54
性格の尖鋭化　33
生活訓練施設　237
セリエ　39
せん妄　81
精神安定剤　172

精神医療審査会　234
精神障害者社会復帰促進センター　234
精神分析　12
精神分裂病　98
精神病　93
精神病院法　230
精神病質　93
精神病者監護法　230
精神作業能力検査　54
精神保健指定医　234
精神保健福祉センター　237
精神保健福祉法　232, 233
精神保健法　232
精神療法　136, 141
セロトニン　46
説得　136
社会心理学　48
昇華（心理機制）　18
焦燥感　77
宗教　50
思考　82
思考制止　83
思考阻害　83
心因性疾患　93, 98
神経心理学　45
神経症　95
心気状態　77
心身症　94
心理劇　145

心理検査法　53
心理機制（防衛機制）　16
死の段階（キュブラー・ロス）　199
疾病モデル　124
シツケ　58
思秋期　62
質問紙法　54
支離滅裂　82
思路弛緩　82
視診　90
死生観の歴史　197
躁うつ病（感情病）　98
ストレス（ストレッサー）　39
ストレスマグニチュード（ストレス点数）　43
ストレス克服　211
睡眠薬・就寝前薬　173
措置入院　233
スーパーエゴ（超自我）　31
シナプス　46

T

他罰傾向　19
体液説　25
体痕　91
タイプA, タイプC　30
多重人格　87
単一性（自我意識）　13
TAT（絵画統覚検査）　54

デイケア　237
適応　20, 219
適応過程　221
適応目標　219
適応欲求　221
てんかん気質　28
てんかん性精神病　99
転移　101
THP（トータルヘルスプラン）
　126
投影　17
投影法（心理検査法）　54
逃避　18
トークンエコノミー法　145
取り入れ（心理機制）　18
疼痛性障害　160

U

内田クレペリン検査法　54
うつ状態　73, 77, 89

W

笑い　216
ウェックスラー・ベルビュー法
　53
ウェルニッケ　44
WHOの健康の定義　65

Y

柳田国男　49
YG（矢田部・ギルフォード）検査法　54
養生訓　123
抑圧（心理機制）　17
抑うつ（気分）　73
陽性転移　101
ヨリドコロ　60, 224

Z

臓器移植　191

著者略歴

中(なか)田(だ) 輝(てる)夫(お)

1937年　東京都に生まれる
1964年　昭和医科大学（当時）卒
1965年　航空自衛隊医官任官
1972年　昭和大学大学院卒
1976年　昭和大学医学部講師（精神医学教室）
1987年　同　助教授
1997年　同　客員教授

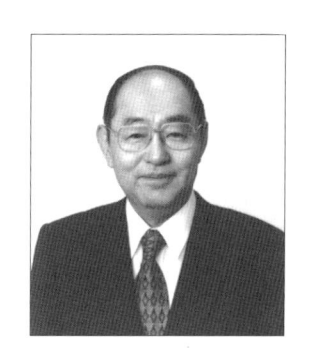

主な著書

精神神経科ポケットブック―ポリクリ・研修医のために―（医学研修出版社，1982）職場のメンタルヘルス・サービス（新興医学出版社，1997）いずれも単著，問題中心・精神医学の研修（医学研修出版社，西尾友三郎・伊東昇太編，1982）分執，飛行とこころ（鳳文書林，黒田　勲編，1992）分執，精神科Q&A（金原出版，長谷川和夫編，1988）分執，精神医学講座（朝倉書店，保崎秀夫編，発刊準備中）分執の他，一般向け啓蒙書として気になる症状（産能大出版部，1975），危険心号（毎日新聞社，1979），だましの構造（毎日新聞社，1980），食欲ありますか（女子栄養大出版部，1982），精神科医の落語診断（青蛙房，1986），落語に学ぶメンタルヘルス（青蛙房，1996），いずれも単著

ⓒ1998

追補版　2000年7月14日
第1版発行　1998年6月10日

追補版
副読本・医療こころ学　　定価（本体価格3,000円＋税）

検印省略

著　者　**中　田　輝　夫**
発行者　服　部　秀　夫

発行所　株式会社 **新興医学出版社**
〒113-0033　東京都文京区本郷6-26-8
　　　　　電話　03(3816)2853
　　　　　FAX　03(3816)2895

印刷　株式会社 藤美社　　　　郵便振替　00120-8-191625

ISBN 4-88002-428-7